LOS SECRETOS DE @SASCHA FITNESS

SASCHA BARBOZA

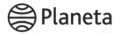 Planeta

Obra editada en colaboración con Editorial Planeta Venezolana - Venezuela

Diseño de portada: Camoba Taller Gráfico Editorial
Fotografía de portada: Fran Beaufrand
Diseño: CM group design
Créditos de fotografía: Fran Beaufrand: 10, 12, 19, 27, 33, 137, 173, 179 (Estilismo: Valerie
Frangie; Maquillaje: Marianne Vegas Brandt; Cabello: Luis Quintero). Lorena Riga
Monfort + William Dondyk: 21, 71, 165, 231, 234-235, 242, 243. Edward Perdomo: 22, 85,
90, 116, 146-147, 151, 182-220, 244-245 (Producción: Marinela Acevedo). Shutterstock:
16-17, 36-37, 39, 66, 69, 75, 105, 152-153, 159, 161, 170, 222, 224. Florencia Alvarado: 48

SASCHA
FITNESS
www.saschafitness.com

Primera edición impresa en Venezuela: 2015
ISBN: 978-980-271-531-2

Primera edición impresa en México: febrero de 2016
Tercera reimpresión en México: diciembre de 2019
ISBN: 978-607-07-3258-4

Aviso: La información que aporta esta obra no sustituye en ningún caso los consejos o el
tratamiento de un médico especializado. Estas sugerencias le ayudarán a tomar decisiones
con mayor conocimiento de causa. Dado que cada persona es única, debe ser el médico
quien realice un diagnóstico y supervise los tratamientos adecuados para cada paciente.
Si el médico le recomienda seguir consejos contrarios a las que se describen en algunas
partes de este libro, deberá seguir su pauta puesto que está basado en las características
de su caso en particular y es un plan diseñado.

Impreso en los talleres de Litográfica Ingramex, S.A. de C.V.
Centeno núm. 162-1, colonia Granjas Esmeralda, Ciudad de México
Impreso en México – *Printed in Mexico*

Este libro quiero dedicárselo a Avril, mi hija, mi cómplice, mi mejor amiga y mi razón de ser. Ella es mi motor, mi motivación principal y mi motivo para querer superarme cada día, ser un ejemplo para ella y demostrarle que no hay sueños pequeños cuando la determinación es grande.

Y también quiero dedicárselo a cada uno de mis seguidores, a todas esas personas que han creído en mí y que me han apoyado. Sin ellos nada de esto sería posible. Más que seguidores, son mis amigos y aliados, como siempre digo: mi familia fitness.

Índice

El fitness, un estilo de vida

El *fitness* es un estilo de vida, eso ya lo sabemos, y muchos han decidido adoptarlo porque sencillamente quieren verse mejor y encajar, alcanzar cierto estatus o tener ese cuerpo estereotipado que es socialmente más aceptable. Sí, la verdad es que muchos parten de esta premisa. Pero lo cierto es que puedes tener kilos de más, no verte como quieres y sentirte terrible; así como también puedes estar en excelente forma física y a pesar de ello sentirte miserable e inseguro.

Aun cuando visualizar ese cuerpo que deseas e iniciar este estilo de vida porque quieres verte mejor es un comienzo válido, no puede ser el único objetivo o enfoque pues corres el riesgo de cruzar la línea de la pasión o la dedicación y entrar al terreno de la obsesión. El motivo de fondo —el realmente importante— es escoger este estilo de vida porque quieres tener más salud, mejor autoestima, más vitalidad y una relación más sana contigo mismo y con tu cuerpo.

Querer verte bien puede ser una razón fuerte e importante que te mantenga enfocado y motivado, ¡y no tienes porque dejar de querer verte bien! Pero lo importante es no quedarnos en el aspecto superficial. Una meta como esta no debería ser la única sino que es ideal acompañarla de objetivos más trascendentales y profundos.

Cuando te ves bien y te sientes bien con lo que ves en el espejo la seguridad en ti mismo y tu autoestima aumentan, y eso es importante. Pero no puedes quedarte con eso porque llegará el momento en que nunca será suficiente y comenzarás a enfocarte en lo que te falta y en tus imperfecciones. Y la verdad es que somos seres eternamente imperfectos.

Se preguntarán cómo tener una vida *fitness*. Pues lo primero que dejaré claro es que requiere práctica. En primer lugar tienes que aprender a disfrutar el recorrido, llevar un estilo de vida sin extremos, adaptándolo a ti, aprendiendo en el camino. No debes enfocarte solo en la imagen que ves en el espejo sino en la persona en la que te quieres convertir: una mejor versión de ti mismo.

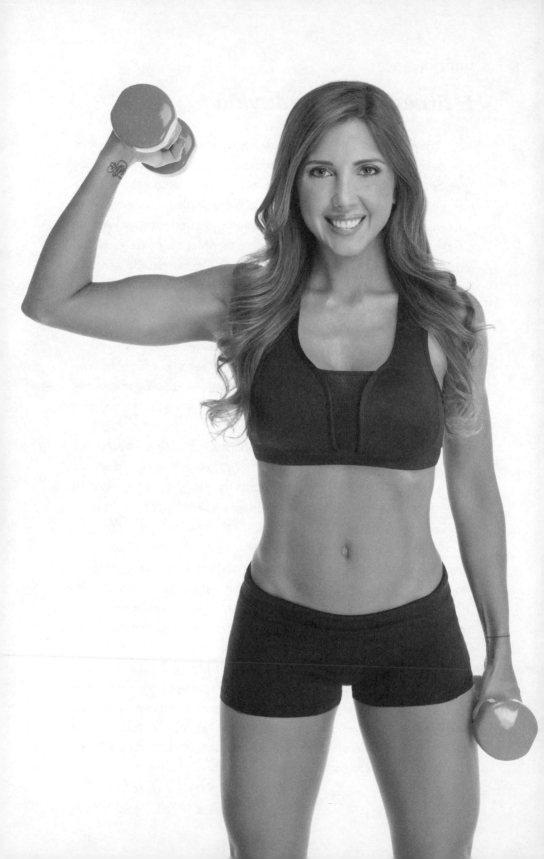

Para mí, ser *fitness* no es solo trabajar y moldear el cuerpo, es también ser una persona más positiva, con una mejor actitud, con mayor energía para enfrentar el día a día; alguien que ve cómo poco a poco su rendimiento físico va mejorando, que puede levantar más peso y aguanta más tiempo haciendo ejercicio. Ser *fitness* es también alcanzar más resistencia, sentirse anímicamente mejor, enfermarse menos... Y, algo fundamental, te conviertes en una persona más disciplinada y aplicada, y eso se proyecta en otros aspectos de tu vida, como el laboral, por ejemplo. Además, cuando adoptas este estilo de vida aprendes mucho y puedes ayudar a quienes te rodean a mejorar su calidad de vida, su salud y su autoestima, por lo que dispones de muchas herramientas para ser un gran motivador.

Tienes que ser consciente de que cuando llegas a una meta, bien sea física o de otro tipo, no solo estás alcanzando «ese» objetivo, sino que también te vuelves una persona más segura y confiada porque luchaste por lo que querías y lo obtuviste, y esto te ayuda en otros ámbitos. Para mí, esta es una de las mejores cosas que te trae este estilo de vida.

No importa si lo que te hizo empezar a hacer ejercicio y optar por comida saludable fue querer verte mejor, pero —insisto— debes tener cuidado de que no sea solo la apariencia externa lo que te mueva, que esa no sea tu única meta porque puedes despertar un día y darte cuenta de que fuiste demasiado lejos y en lugar de buscar la felicidad, la confianza en ti mismo y una salud óptima te quedaste en el aspecto superficial y apostaste por una perfección que no existe, y para ello tomaste medidas extremas que pusieron en jaque tu salud.

Cuando tu mente está enfocada ciento por ciento en la apariencia existe una gran posibilidad de que lleves las cosas a un extremo, y en lugar de ver y celebrar cada uno de tus avances, de apreciar todas las cosas que has mejorado —no solo las físicas— comienzas a notar únicamente lo que te falta y a enfocarte en cada una de tus pequeñas imperfecciones. Es decir, puedes cruzar la delgada línea entre dedicación y pasión por este estilo de vida y caer en las garras de la obsesión.

La inseguridad aparece en buena medida cuando buscamos y perseguimos la perfección, y la perfección no existe, por eso siempre repito: busca ser una mejor versión de ti mismo, por dentro y por fuera, sin compararte y sin perseguir un cuerpo perfecto, porque el cuerpo perfecto no existe. Somos seres imperfectos y cada quien tiene algo que lo hace único y especial.

La idea básica es que trabajes en tus fortalezas, que les saques provecho, que aprendas en el camino, que disfrutes de los beneficios que te da este estilo de vida y que lo hagas de la manera más equilibrada posible. Así como el dinero no da la felicidad, un cuerpo escultural tampoco. Verte como quieres y sentirte bien contigo mismo suma mucho a tu felicidad, pero no lo es todo. Por esto es muy importante que no tengas una meta vacía y meramente superficial.

Si solo estás entrando en este estilo de vida porque piensas que verte mejor va a solucionar todos tus problemas, te espera una gran desilusión. Muchos piensan «cuando tengan el abdomen plano y definido, seré feliz»; «cuando no tenga celulitis, seré feliz»; «cuando mis brazos crezcan y estén más musculosos, seré realmente feliz»; «si tan siquiera pudiera verme como esa persona, sería inmensamente feliz». ¡Y esto es totalmente falso!, porque estamos atando nuestra felicidad a una apariencia que no tenemos, así que nunca estaremos satisfechos mientras perseguimos eso que no vamos a alcanzar.

Por ello siempre planteo tener mucho cuidado con cosechar expectativas irreales que no nos permitan ver con claridad. Es necesario no comparar tus tras bastidores con la puesta en escena de otro;

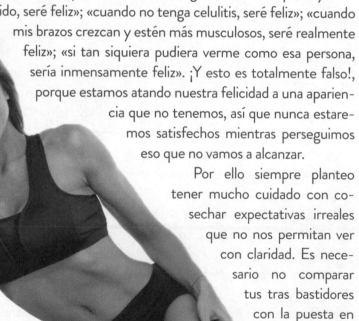

no compares tu día a día con la portada de una revista. Plantéate metas reales, busca evolucionar, aprecia y date cuenta de todo lo bueno que tienes; haz énfasis en eso que te hace único. Enfócate en encontrar ese equilibrio tan deseado entre mente, cuerpo y espíritu.

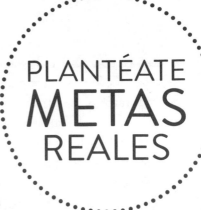

PLANTÉATE METAS REALES

No caigas en querer encajar en un molde o en perseguir un estereotipo. Para gustos, los colores, y cada cuerpo es un universo. Tienes que aprender a ver más allá de eso, en aceptarte tal y como eres. ¡Y cuidado!, eso no significa conformarte, significa entender que tienes fortalezas y debilidades y que esa persona con la que te estás comparando se compara a su vez con otra. Es un círculo vicioso, y todos en algún momento caemos en la comparación, en la insatisfacción, pero somos capaces de controlar lo que pensamos, hacemos y decimos. Por ello, sé más amable contigo mismo, más comprensivo, y aprende, como ya planteé, a establecer metas justas, reales y responsables. Querer verse bien es válido. Yo me quiero ver bien, pero de acuerdo con mis estándares, con esa mejor versión de mí, sin comprometer mi salud y aprendiendo en el camino, aprovechando y sacándole jugo a los auténticos beneficios que me da el estilo de vida *fitness*. ¿Por qué? Porque he comprobado que me siento bien, segura, confiada, que tengo energía para enfrentar mis días, que puedo jugar con mi hija y no cansarme tan rápido, que soy más disciplinada y esto me ayuda en muchos otros aspectos. He confirmado que tener autoestima me hace enfrentar la vida con una mejor actitud. Además, también puedo ayudar a otros, soy una persona más positiva y empática. Y, lo más importante, estoy saludable y tengo buena calidad de vida. Pienso que esto es algo en lo que constantemente debemos trabajar, tenemos que estar muy pendientes de no caer en esa obsesión en determinados momentos de nuestra vida. No estoy diciendo que yo alcancé la sabiduría máxima y que nunca me enfoco un poco más en lo superficial, todos hemos pasado por ahí. Pero en esos momentos nuestra razón y nuestra inteligencia juegan un papel fundamental para reaccionar, sacudirnos y tomar las medidas necesarias que nos lleven otra vez a la zona de equilibrio.

¡SIÉNTETE CONFIADO Y FELIZ HOY!

¿Y cómo encontramos el balance? ¿Cómo podemos evitar sentir que no somos suficiente? ¿Cómo evitar enfocarnos solo en nuestras imperfecciones mientras trabajamos en ser esa mejor versión de nosotros y en seguir mejorando?

En primer lugar, dándote cuenta de que cuando haces lo mejor para ti, le das a tu cuerpo los nutrientes que necesita para estar saludable, tener más energía y rendir más, que cuando haces ejercicio porque es una necesidad para tu cuerpo y tus músculos, cuando te cuidas no es solo porque te vas a ver mejor sino porque es lo mejor para ti como persona, porque te da calidad de vida. Así, poco a poco tu seguridad se va incrementando, tu actitud va a mejorar, te sentirás más fuerte y feliz y eso hará que la relación que tienes contigo mismo y tu cuerpo sea diferente, sea mejor, más noble y objetiva.

Si quieres usar tu apariencia física como una de tus fuentes de motivación, y fíjense que dije «una» —no todas— pues ¡muy bien! Los resultados pueden medirse en dos grandes áreas:

Salud. Este estilo de vida te permite sentirte mejor. Vas al doctor y todo está en orden, tus hormonas están bajo control y equilibradas; tus valores de colesterol, triglicéridos y glicemia están bien; tu presión arterial y tu corazón están saludables. Y, además, no te falta la respiración cuando subes escaleras, rindes muy bien durante el día, estás de buen humor, tienes vitalidad y cada vez te enfermas menos.

Felicidad. Estás confiado, te sientes a gusto en tu propia piel, tienes buena autoestima, hiciste las paces con tu genética y de manera objetiva persigues esa mejor versión de ti y te aplaudes cuando alcanzas un progreso. Estás desnudo en el baño y sonríes cuando te ves en el espejo porque te sientes bien contigo mismo; vas a la playa y no te da pena andar en traje de baño porque tienes seguridad; no importa la forma corporal que tengas, solo tú determinas y eliges cuál es la «apariencia ideal» para ti, una meta que se define de manera realista y objetiva. Estás saludable y has alcanzado tus metas de manera responsable y equilibrada, es decir, tienes una buena relación con tu cuerpo. Y además, así como aprendiste a sacarle provecho a tus fortalezas y a no obsesionarte con tus debilidades, te vuelves poco a poco una persona más positiva y comienzas a ver lo bueno de la vida y a sacarle más provecho a eso también; la negatividad y el pesimismo están fuera de este plan de vida.

¡Siéntete confiado y feliz hoy! Esto ayudará a que mañana aplaudas tus progresos y aceptes esa mejor versión de ti. Asegúrate de entender que no todo es el porcentaje de grasa o el tamaño de tus músculos. Aun cuando usar a otros como inspiración es una buena estrategia y puede ser positivo, no eres ellos, no tienes sus genes, no vives su día a día ni su entorno, y cada cuerpo es un universo. Busca la manera de enamorarte de este estilo de vida de manera equilibrada y saludable, de adaptarlo a ti.

Este libro propone muchas herramientas que no debes llevar a un extremo, que puedes adaptar a tu estilo de vida. Creo firmemente que el conocimiento da poder y ayuda a tomar mejores decisiones. Espero ser una aliada y que estas páginas te ayuden a alcanzar tus metas, pero metas reales y responsables: salud, mejor condición física, seguridad en ti mismo y felicidad. Eres bienvenido a conocer este estilo de vida.

El poder está en ti

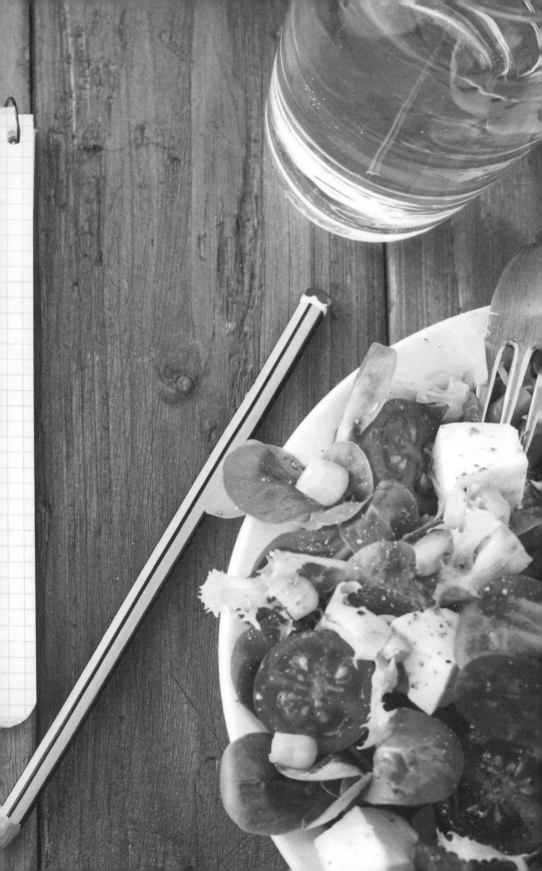

Acaba con los estereotipos

Desde hace tiempo hemos visto que en los medios, sobre todo en el ámbito de la moda, se ha perpetuado la imagen de la mujer extremadamente delgada y esbelta como un ideal de belleza. Hoy en día la cultura *fitness* ha abierto un nuevo camino y ahora somos muchos quienes buscamos un cuerpo más atlético y real.

Actualmente por todos lados vemos frases como: «fuerte es el nuevo flaco» («*strong is the new skinny*»); «las mujeres verdaderas tienen curvas». Y aunque podríamos identificarnos, son frases pegajosas y muchas veces motivadoras, lo cierto es que siguen perpetuando que un cuerpo es mejor que otro.

Hay mujeres que son naturalmente delgadas y luchan por verse más curvilíneas, y hay otras que son naturalmente curvilíneas y buscan verse un poco más delgadas. Hay hombres que ganan masa muscular fácilmente, pero también hay hombres superdelgados que luchan toda su vida por ganar peso. ¡Y a eso se le llama genética!

Ser fuerte es saludable y ser saludable es sexy. Puedes ser flaco y fuerte y puedes ser curvilínea y ser fuerte. No importa qué forma corporal tengas, la salud física y emocional-mental es lo realmente sexy y atractivo, y eso es lo que deberíamos promover. El favorecer una figura más que la otra intensifica inseguridades en uno u otro lado.

¿Te has fijado que a veces vemos la foto de una mujer con buena musculatura y definición en las redes sociales y no tardan en aparecer comentarios de hombres y mujeres criticando la figura? Que si «me gustan más delgadas», que si «está muy musculosa y se ve masculina», que si «prefiero uno u otro tipo de cuerpo». Muchos sienten la necesidad de comentar públicamente lo que les disgusta sin entender que cada quien tiene preferencias distintas y hay que respetarlas. No hay nada más subjetivo que la belleza.

Cuando comienzas a escuchar y a prestarles atención a comentarios y artículos polarizados sobre la forma «ideal» que debe-

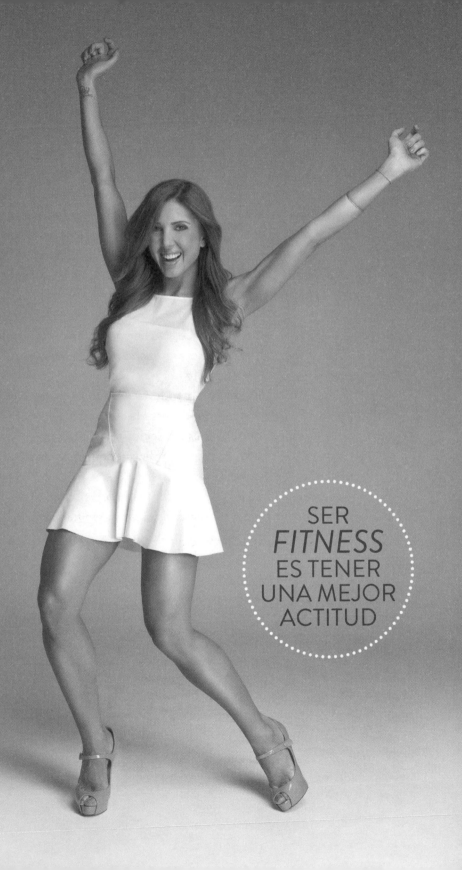

SER *FITNESS* ES TENER UNA MEJOR ACTITUD

ría tener el cuerpo, estás dejando que personas que no conoces y que hacen comentarios al azar determinen o tengan una influencia sobre una de las cosas más importantes y de las que debes tener control: tu cuerpo y tus gustos.

La única opinión que importa en cuanto a cómo debes verte y cómo se supone que debe ser tu cuerpo es la tuya. La única persona con la que te puedes comparar es contigo mismo, con quien eras «ayer». Ten la seguridad de que cuando comiences a aceptarte, a sacarle provecho a eso que te hace especial, a tener como meta la evolución y no la perfección y a celebrar cada paso que das y sentirte confiado y feliz con quien eres, lo vas a reflejar y tu actitud va a mejorar. Nada te hace más hermoso y sexy que eso. Lo que la gente va a comenzar a notar, mucho más que un cuerpo, es tu personalidad y tu actitud ante la vida.

Todos somos diferentes, a todo el mundo le gusta algo distinto, y es en la diversidad donde está la diversión y lo bonito, teniendo siempre como premisa la salud, por supuesto, el ser la mejor versión de nosotros y encontrar ese equilibrio entre la mente, el cuerpo y el espíritu.

¿Cómo saber que vas por buen camino? ¿Cómo medir tu progreso sin caer en comparaciones o sin perseguir un estereotipo? Hazte estas preguntas: ¿estás saludable? ¿Tu cuerpo te permite hacer todo lo que quieres? ¿Puedes mantener el ritmo de tu día a día, de tu hogar, el trabajo y los niños sin problemas? ¿Tienes cada vez más fuerza y rendimiento físico? Si respondiste sí a todas esas preguntas entonces tienes un cuerpo «ideal». Porque «ideal» significa que tu cuerpo está haciendo su trabajo y está a la par de tus habilidades y necesidades.

SOLO
COMPÁRATE
CONTIGO
MISMO

Tus metas pueden variar según la etapa en la que estés en tu vida, pero no dejes que esas metas varíen por los estándares impuestos o por lo que crees que socialmente es aceptable. Tus metas deben girar en torno a ti, a lo que quieres, a lo que realmente te hace feliz y a lo que es adaptable a tu realidad.

En este libro encontrarás mucha información que te permitirá alcanzar tus objetivos de manera saludable, utiliza esta información de forma responsable y objetiva. Por eso me enfoco en iniciar primero el entrenamiento de la mente y a partir de la motivación trabajar el resto. La meta de este libro no es imponer un modelo físico, es brindarte las herramientas que necesitas para ser una mejor versión de ti.

Así que antes de comenzar a aprender, deja de preocuparte, deja ir la ansiedad y detén la lucha interna. Disfruta quien eres y sácale provecho a tus fortalezas y a la vida de manera equilibrada y saludable.

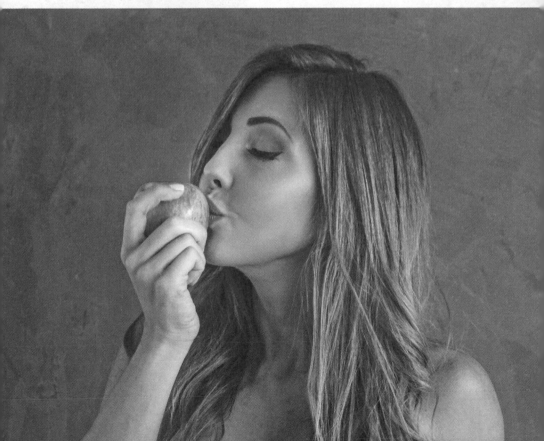

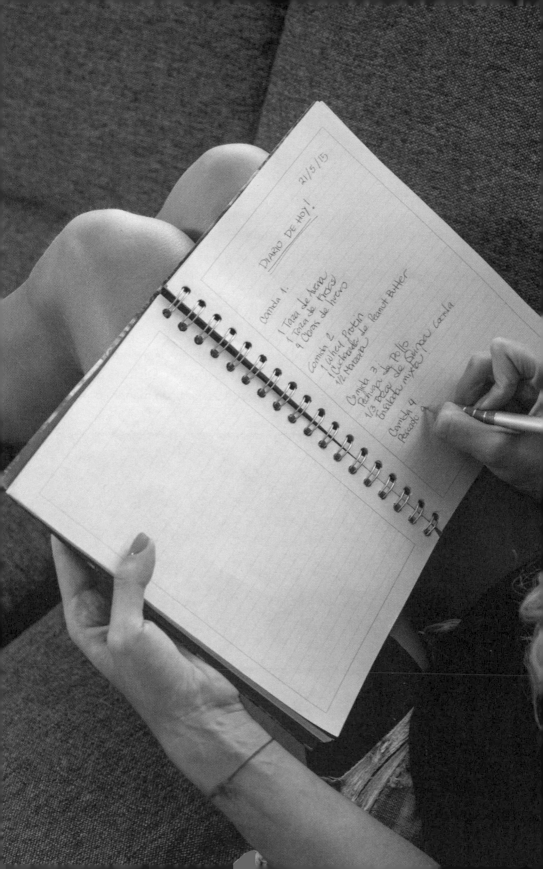

21/5/15

DIARIO DE HOY!

Comida 1.
1 Taza de Avena
1 Taza de Fresas
4 Claras de Huevo

Comida 2.
1 Whey Protein
1 Cucharada de Peanut Butter
1/2 Manzana

Comida 3
Pechuga de Pollo
1/3 Bag de Quinoa cocida
Ensalada mixta!

Comida 4
Pescado

Es cuestión de actitud: el tema de las resoluciones

Comprometerse con un cambio en el estilo de vida, bien sea para ponerse en forma, comer bien o perder grasa, entre otros temas, no siempre es fácil. ¡Pero sí que vale la pena! Hacer una resolución de año nuevo *fit* es un poderoso primer paso en la dirección correcta. Pero recuerda que es solo eso, un primer paso. Para que esa resolución se haga realidad necesitas hacer un esfuerzo adicional para mantener el rumbo y llegar a la meta. ¡Una meta sin un plan es solo un sueño! No puedes improvisar, tienes que direccionar todo tu empeño para llegar al objetivo. Así que manos a la obra.

① Escribe tus metas

Cuando anotas de manera específica tus metas y resoluciones automáticamente conviertes los pensamientos en algo más tangible. Si eres de los que toman nota de todos los pendientes y metas, vas por buen camino. Es muy importante escribir tus metas u objetivos en un lugar donde puedas verlos constante y diariamente. Leerlos te recuerda tus objetivos y te ayuda a no perder el foco; además, hace que las ideas se concreten de manera más eficaz en tu mente. Debes fijar una fecha; para lograr nuestras metas muchos seres humanos necesitamos ese sentido de urgencia y organización que dan los calendarios.

② Sé realista

Al llegar el primer día del año estamos emocionados y motivados, y ese entusiasmo muchas veces nos lleva a plantearnos metas irreales y extremas. Por ejemplo, nos proponemos rebajar 20 kilos en un mes, tener el cuerpo de una modelo de Victoria Secret cuando en realidad tenemos un cuerpo más curvilíneo, o queremos tener un cuerpo más atlético en un corto e imposible período; es decir, queremos resultados para ya, para el día siguiente. Por supuesto, al no obtener esa meta nos desmotivamos y tiramos la toalla.

Debemos partir de que todo proceso de transformación toma su tiempo. Un cambio importante se nota luego de 12 semanas. Por ello lo mejor es plantear metas sencillas y concretas en un lapso moderado. Por ejemplo, perder una o dos tallas de ropa en tres meses, incluir dos porciones de vegetales más al día, eliminar el azúcar, disminuir las bebidas alcohólicas, hacer cinco minutos más de cardiovascular subiendo la intensidad, etc. Se trata simplemente de respetar el tiempo natural de las cosas y trabajar con los pies en la tierra para no desistir.

(3) Lleva un diario de alimentación

Anota lo que comes, esto te ayuda a apegarte a una alimentación saludable y a que puedas identificar tus patrones de conducta alimentaria. Escribe cómo te sientes, a qué hora tienes más ansiedad, pues así podrás anticiparte a estas situaciones.

(4) Proponte metas que sean medibles

Si no puedes medir de alguna manera tus progresos, ¿cómo sabrás si los alcanzaste? Por eso, proponte metas pequeñas, con períodos específicos, así alcanzarás tus objetivos de manera más eficiente. Plantearte objetivos a largo plazo puede ser abrumador. Perder 20 kilos en un año, por ejemplo, es muy distinto a retarte con metas más plausibles y medibles como perder 2 o 3 kilogramos por mes. Las metas, además, deben ser específicas, lo que se conoce como compromiso estratégico. Es como un sistema GPS: para llegar a tu destino debes colocar la dirección específica, el plan de ruta; si no lo haces, puedes perderte. Esto es muy importante. Veamos estos ejemplos: decir «quiero rebajar las piernas» o «quiero perder grasa en el abdomen» no son planteamientos para un objetivo medible. Debes colocarle un valor numérico a tus metas: «quiero bajar de la talla 7 a la 3», «quiero perder 3% de grasa». No es lo mismo decir: «haré más ejercicio» que definir: «entrenaré 4 veces por semana; 45 minutos de pesas y 45 minutos de cardio». No es lo mismo decir: «quiero rebajar» que decidir: «quiero pasar de talla 10 a talla 4».

⑤ Mide tus progresos

Medir tus avances y llevar un registro de ellos es fundamental pues te permitirá evaluar tu proceso. Necesitarás una cinta métrica o un calibrador para ir midiendo el porcentaje de grasa. Será ideal tener cerca unos *jeans* que no te queden y colocar fotos semanales frente al espejo, el típico antes y después. 15 días es el lapso ideal para realizar estas mediciones o fotografías.

⑥ Mantente inspirado

Busca citas y frases inspiracionales, en internet hay muchísimas. En las redes sociales, sigue a gente que te mantenga motivado. Escribe pensamientos positivos. Haz una lista de todo lo que te gusta de ti. Rodearte de esta energía positiva ayuda muchísimo a que alcances tus metas. Haz un muro o cartelera con fotos que te gusten mucho. Lee testimonios de gente que ha alcanzado sus metas. En mi página web hay muchas y créeme: el éxito de otros puede motivarte.

⑦ Organízate y busca el tiempo

70% de toda planificación *fitness* es la dieta, así que elimina de tu despensa cualquier cosa que pueda ser el detonante de un ataque de ansiedad. Llena el refrigerador y las despensas de la cocina de alimentos saludables. El ejercicio es vital, así que busca la hora para hacerlo, cualquier cosa que disfrutes y que te haga quemar calorías. Una hora es solo 4% de tu día. Despertarte más temprano muchas veces es la mejor opción.

⑧ Comienza poco a poco, un día a la vez

No trates de cambiar más de tres hábitos a la vez; ve poco a poco. Es un proceso, enfócate en eso y no en los resultados. Es un camino largo así que en algún punto te vas a cansar o te vas a estancar, pero continúa: el que persiste vence. Es normal estancarse, sobre todo cuando te vas acercando a la meta. Entonces es cuando debes ser más fuerte. Va a ser difícil, la magia sucede fuera de tu zona de confort, así que no pierdas el foco. Disciplina, dedicación y determinación son las tres mejores compañías de las que puedes rodearte si quieres lograr cambios.

¡Aprovecha la euforia y la emoción, no durarán para siempre!

¿Recuerdas la emoción, la determinación y la euforia que nacen dentro de ti en el momento que decides cambiar? ¿Conoces esa sensación de los lunes, ese empuje que te lleva a establecer un plan, comprar toda la comida que necesitas y muchas veces hasta comprar ropa nueva? ¿Has sentido esa convicción de tomar decisiones determinantes para tu salud, esas ganas de querer hacer todo bien y ese positivismo? ¿Sabes a qué sensación me refiero? Seguro que sí, pero te diré algo: esa sensación no dura para siempre, solo estará presente por unos días, quizás un par de semanas, y tu verdadero compromiso y dedicación vienen cuando te mantienes fiel y apegado a tus metas, sigues haciendo todo con el mismo esfuerzo aun cuando la emoción haya pasado, cuando el cansancio haya llegado y con él el aburrimiento y la duda.

Todo aquello que vale la pena requiere esfuerzo. A todos nos da fastidio, todos tenemos momentos bajos, pensamientos negativos. Pero la mente es muy poderosa, no dejes que te controle, ¡contrólala tú a ella! Si crees que puedes, ¡lo harás! Esto no es una carrera, es un proceso. No te obsesiones con el resultado final, concentra toda tu atención en hacer las cosas bien un día a la vez y verás cómo los resultados llegan solos.

✳ Coraje y motivación

Cuando menos lo esperamos, la vida nos trae un desafío que pone a prueba nuestro coraje y la voluntad de cambiar. En un momento así no tiene sentido pretender que no ha pasado nada, no tiene sentido hacernos los locos, no tiene lugar la indiferencia. Ese desafío no va a esperar. La vida no mira hacia atrás.

Hagas lo que hagas, necesitas coraje. Siempre alguien te dirá que estás equivocado, que no puedes. Siempre aparecerán dificultades y tropiezos que te tentarán a creer en tus críticos y detractores. Para trazar un plan de acción y seguirlo hasta el final necesitas valentía. La paz viene con las victorias, pero se necesitan hombres y mujeres valientes para ganarlas. Sabemos que es difícil, y que puede dar miedo. ¿Podemos ser valientes cuando tenemos miedo? ¡Es el único momento en el que podemos serlo! La valentía no es la ausencia del miedo, es reconocer que hay algo más importante que el mismo miedo. No le temas a tus miedos, no están ahí para asustarte, ¡están para hacerte saber que hay algo que vale la pena!

¿QUIERES SER *FITNESS*? TRAZA UN PLAN DE ACCIÓN

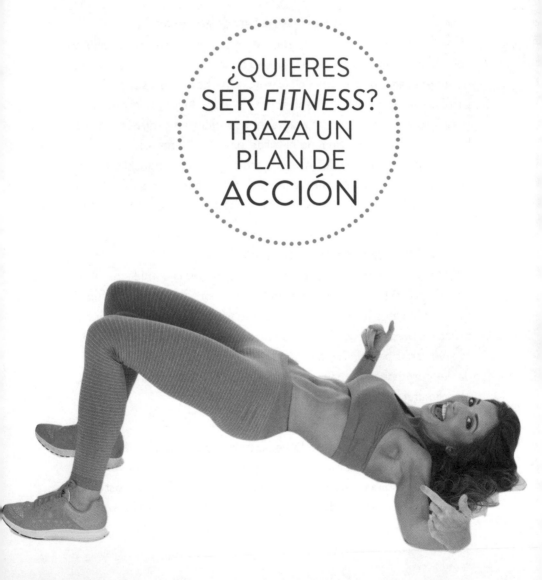

Las excusas, ¡al destierro!

Más de una vez nos escudamos con pretextos insignificantes para no hacer lo que sabemos que es necesario, lo que nos hará bien. Y lamento dejar claro desde un principio que para cada excusa siempre hay una alternativa y que solo es necesario abrir nuestra mente y ser creativos. Repasemos algunas de las excusas más comunes y revisemos los escenarios.

✳ No tengo tiempo para hacer ejercicio

Sí tienes; si tienes tiempo de navegar en redes sociales o ver TV, ¡tienes tiempo de hacer ejercicio! Lo que sucede es que no quieres salir de tu zona de confort. Una hora representa 4% de tu día, solo hace falta organización. Puedes levantarte una hora más temprano de lo normal y hacer ejercicio en ese momento o buscar un espacio al final de la tarde para ir al gimnasio; también sirve al mediodía. Puedes hacer ejercicio en casa, con pliométricos, videos de insanity, zumba, P90X, saltar cuerda o subir y bajar escaleras. Las posibilidades son demasiadas para que pongas un «no» por delante.

✳ No tengo tiempo para cocinar

Busca dos días a la semana para preparar la comida de varios días. Organiza los platos desde la noche anterior. Guarda en el refrigerador en envases verduras lavadas y picadas (lechuga, pepino, tomate; brócoli, ejotes cocidos). Dispón de arroz integral o quinoa ya cocidos. Hierve varias pechugas y desmenúzalas. Ten a mano meriendas saludables como nueces, manzanas o mandarinas, proteína en polvo, etc. La organización es la clave.

✳ La comida sana es costosa

Depende de cómo lo veas, pero algo sí es cierto: las enfermedades, los tratamientos y los medicamentos para la presión arterial, la insulina y el síndrome metabólico son aún más costosos. Es cuestión de prioridades. Ahorra en ciertas cosas para invertir un poco más en alimentos, ¡es salud! No consumas tantos productos procesados importados; si 85% de tu dieta está compuesta por alimentos naturales tienes opciones económicas. Aprende a sustituir, en lugar de quinoa consume arroz integral o lentejas; en lugar de salmón consume un pescado blanco más económico o sardinas en aceite de oliva y escurre el aceite; en lugar de almendras compra cacahuates; llena el refrigerador de verduras, vegetales y frutas, son más económicos y es lo que tu cuerpo más necesita; ten a mano opciones como arroz integral, semillas, leguminosas, camote, plátano, huevo y pollo. Cosas costosas de las que no suelo escuchar quejas son las chucherías o golosinas, las bebidas alcohólicas, las comidas en la calle, los cigarrillos, etc. Prioridades y elecciones inteligentes, eso es lo que planteo.

 ## Paso mucha hambre y no quedo satisfecho comiendo sano

Si te sientes cansado y con hambre entonces no estás comiendo bien. La idea es comer mejor, no comer menos. Si consumes cinco veces al día porciones moderadas que incluyan proteína, muchos vegetales y fibra, dos o tres porciones de grasas buenas, carbohidratos complejos al día, de buena calidad, no tienes por qué sentir hambre. Analiza objetivamente lo que estás haciendo y si está dentro tus posibilidades asesórate con un especialista que te guíe y corrija lo que estás haciendo mal.

 ## Estoy muy cansado para hacer ejercicio

Hacer ejercicio no quita energía, al contrario, aumenta la oxigenación y la circulación, lo que incrementa los niveles de energía. Además, liberas endorfinas y te sientes genial. Hacer ejercicio es uno de los mejores antidepresivos y te ayudará a dormir mejor.

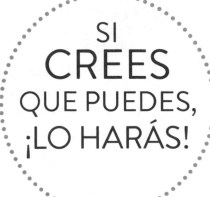

SI CREES QUE PUEDES, ¡LO HARÁS!

«El hábito no hace al monje», pero sí esculpe cuerpos

¿Por qué si sabemos lo que tenemos que hacer luchamos para llevarlo a cabo? A veces sentimos que otros toman las decisiones por nosotros y que no tenemos ningún control. Pero puedo decirte que tienes el control absoluto de cada decisión que tomas, solo necesitas entrenarte a ti mismo para identificar los nuevos hábitos que debes y quieres formar.

Estás hecho de un conjunto de hábitos, en realidad más de 40% de las acciones que ejecutas cada día no son en sí decisiones, sino hábitos. Si no te gusta cómo te ves es hora de examinar los hábitos que te han llevado a estar de ese modo. Muchísimas acciones, una tras otra, han afianzado estos comportamientos en tu cuerpo y en tu mente. Cada vez que completas la misma acción se requiere un poco menos fuerza de voluntad para tomar la decisión. Y eventualmente estas acciones se ejecutan de forma automática y ya prácticamente las hacemos sin pensar. Por eso la gente come cuando está triste, aburrida o deprimida. Tu cerebro y tu cuerpo han sido rutinariamente entrenados durante años para creer que los alimentos dan como resultado felicidad y diversión. Del mismo modo puedes entrenar tu cerebro y tu cuerpo para enseñarlos a hacer exactamente lo contrario.

Un hábito se construye con tres cosas: un detonante, una rutina y una recompensa. Es por eso que ansías ciertos tipos de comida, la razón por la que no puedes evitar revisar siempre el teléfono o controlar constantemente tus redes sociales. Una vez que entiendes cómo se forma y se comporta un hábito, puedes comenzar a sustituir las conductas perjudiciales por nuevos hábitos que te acerquen a tus metas.

¿NO TE GUSTA CÓMO TE VES? CAMBIA LOS **HÁBITOS**

❋ El ejercicio como hábito

Supongamos que quieres comenzar a ver el ejercicio como un hábito y no como una obligación, porque realmente es la única manera de hacerlo a largo plazo y que sea más efectivo.

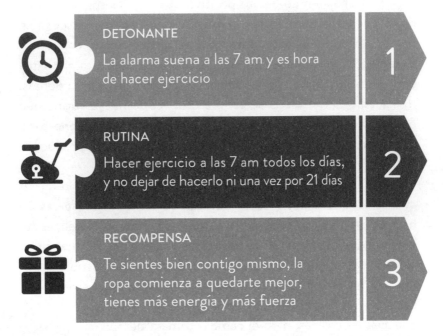

DETONANTE
La alarma suena a las 7 am y es hora de hacer ejercicio

1

RUTINA
Hacer ejercicio a las 7 am todos los días, y no dejar de hacerlo ni una vez por 21 días

2

RECOMPENSA
Te sientes bien contigo mismo, la ropa comienza a quedarte mejor, tienes más energia y más fuerza

3

Con el tiempo tu cuerpo y tu cerebro van a empezar a dar señales de que es hora de hacer ejercicio a las 7 am, quizá ni tengas que usar la alarma en algún momento. Algún día esto sucederá de manera automática, y a partir de esa transformación faltar al gimnasio y no hacer ejercicio es lo que va a requerir de toda tu fuerza de voluntad.

❋ Cambiemos de hábitos

La idea es ir ajustando viejos hábitos, no todos a la supongamos que un detonante es el cansancio, o que la rutina generalmente era optar por un dulce o una golosina y la satisfacción era esa subida de azúcar en la sangre y la energía instantánea que obtenías.

Cuando el detonante es el cansancio, repetidamente vas a salir a caminar y dar una vuelta y a tomar un vaso de agua con una manzana, lo harás cada vez que suceda. La satisfacción será obtener energía sostenida, distracción y bienestar.

Trabaja en un hábito positivo que vaya desplazando uno de los comportamientos negativos a la hora de comer. Escoge un hábito perjudicial que quieras cambiar. Identifica cuál es ese detonante que lo activa, la hora del día. ¿Estás aburrido, tienes hambre, estás estresado? Determina las potenciales recompensas, ¿felicidad, energía, satisfacción? Establece la nueva rutina que quieres instaurar, que sea positiva y productiva, que te genere esa misma «recompensa» que te generaba la rutina contraproducente. Practica esto repetidamente por más de 21 días.

Lo más importante es entender que si realmente crees que puedes cambiar, y «eso» que debes hacer lo conviertes un hábito, la transformación se hace real. Los hábitos los eliges tú. Una vez que esa elección ocurre y se convierte en automática no solo es real sino que comienza a ser inevitable e irresistible.

Si no te gusta tu apariencia recuerda que ella es el resultado de años consecutivos de malos hábitos. Son consecuencias reversibles, pero el cambio tomará tiempo. No eres una víctima ni un esclavo de las elecciones del pasado, no estás atrapado en tus decisiones, solo es hora de cambiar la forma como piensas y actúas y la decisión la tomas tú.

Es muy importante que incorpores un hábito a la vez. Hazlo con seriedad y con mucha disciplina, determinación y constancia. Da todo de ti para lograr el cambio, y no pretendas cambiar muchos hábitos al mismo tiempo porque la fuerza de voluntad tiene sus límites. Ante todo, sé realista.

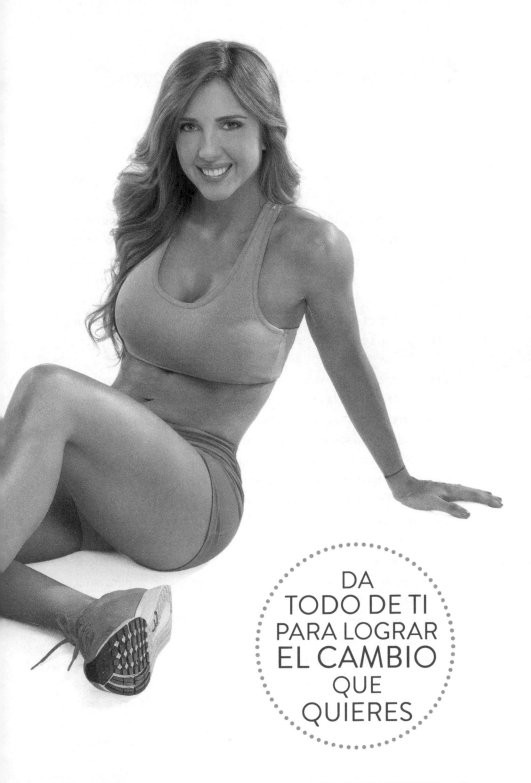

DA
TODO DE TI
PARA LOGRAR
EL CAMBIO
QUE
QUIERES

¿Cuánto pesas? ¿¡A quién le importa!?

El peso es una de las medidas menos relevantes en el estilo de vida *fitness*. Así como leíste. No es el mejor indicador de progreso. El peso no diferencia entre peso y grasa, no dice cómo es tu composición corporal o qué tan en forma estás. Alguien que pesa 62 kilos con 39% de grasa se va a ver muy diferente a una persona de 62 kilos con 19% de grasa corporal. Y sí, dos personas pueden tener la misma estatura, pesar lo mismo y verse totalmente diferentes. ¿Por qué? Porque su composición corporal es distinta; una tiene más peso en grasa y otra más peso en masa muscular. Un kilo de grasa ocupa el doble de espacio que un kilo de músculo, la densidad de ambos es distinta, allí radica la diferencia. Veamos algunos temas importantes con respecto al peso.

> El peso varía durante el día de 1 a 2 kilos. Si te pesas en la noche y te subes en la báscula otra vez a la mañana siguiente vas a ver una diferencia. ¿Perdiste grasa mientras dormías? ¡No a esa velocidad! En realidad perdiste agua. Tu cuerpo está hecho de 60% a 70% de líquido y la retención de agua en el cuerpo varía durante el día. Qué tanta agua tomas durante el día, la comida que consumes, la cantidad de sodio que ingieres en un día, lo mucho o poco que sudaste, las fluctuaciones hormonales (sobre todo en el caso de las mujeres), el ciclo hormonal en el que estamos... todos estos factores interfieren mucho. La semana antes de que tenga el período una mujer puede aumentar de uno a dos kilos, y esto es pura agua, es algo temporal.

> Pesarse constantemente crea obsesiones. Estás dejando que un número determine cómo te sientes cuando en realidad esa cifra no dice la verdad absoluta.

> Cuando comes sano y entrenas, poco a poco vas aumentando masa muscular, el metabolismo se acelera, tu ambiente hormonal mejora, la sensibilidad a la insulina se eleva, quemas más calorías al día y pierdes grasa. El número en la báscula no es tan

sorprendente pero tu composición corporal ha mejorado mucho; perdiste un par de tallas, te ves mucho mejor, te sientes mucho mejor, ¡eso es lo que en realidad importa! No ese bendito número en la báscula. No le des ese poder sobre ti.

Pero veamos las cosas con objetividad. No estoy diciendo que tires el peso por la ventana y que jamás lo mires. Mi proposición es que tienes que aprender a usarlo y no verlo como una herramienta aislada. El peso trabaja en conjunto con otros factores y métodos de registro como porcentaje de grasa corporal medido con la pinza (caliper), las medidas tomadas con cinta métrica, fotos de progreso que pueden tomarse cada 7 o 15 días, preferiblemente en traje de baño. El peso por sí solo no te va a dar una respuesta de cómo es tu progreso, pero cuando lo usas junto con otros métodos y factores te da una idea general de cómo estás avanzando. Lo mejor es apoyarnos en estos métodos de medición: la cinta métrica, el porcentaje de grasa, conéctate con tu cuerpo y cómo te sientes, mírate con objetividad en el espejo y analiza tus fotos semanales para ver el verdadero progreso. Pruébate ese pantalón que hace seis meses no te quedaba, eso es mejor a que pongas tus esperanzas en ese número de la báscula porque eso solo te predispone a la frustración y al sabotaje.

LA **BÁSCULA** ES SOLO UNA HERRAMIENTA, NO TE **ESCLAVICES** A ELLA

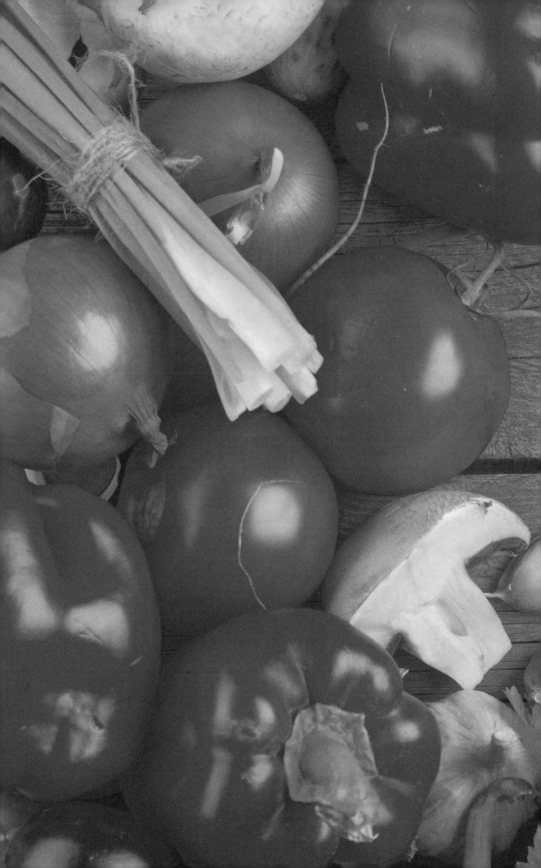

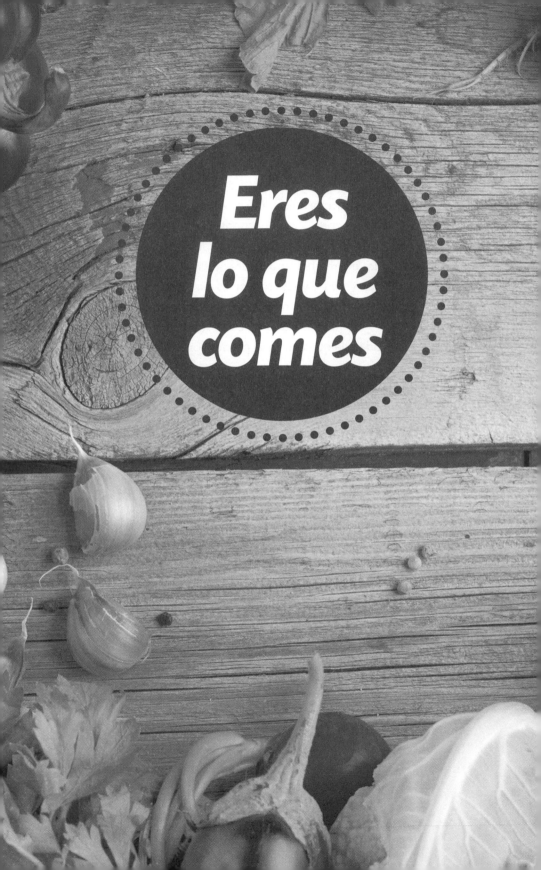

Eres lo que comes

Los macronutrientes: el abc de la alimentación

Si quieres estar en forma y saludable debes entender qué son los macronutrientes, su importancia y cómo elegir las mejores fuentes.

Los macronutrientes son nutrientes que proporcionan calorías, es decir, energía. Los nutrientes son sustancias necesarias para el crecimiento, para el metabolismo y para otras funciones del cuerpo. «Macro» significa grande, y los macronutrientes son necesarios en grandes cantidades. Hay tres macronutrientes: carbohidratos, proteínas y grasas. Aunque cada uno de estos macronutrientes aporta calorías, la cantidad de que cada uno proporciona varía:

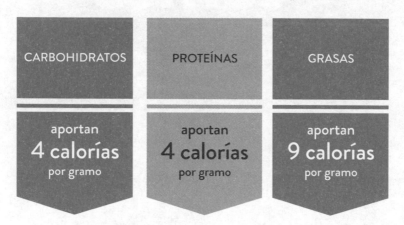

CARBOHIDRATOS	PROTEÍNAS	GRASAS
aportan **4 calorías** por gramo	aportan **4 calorías** por gramo	aportan **9 calorías** por gramo

Además de los carbohidratos, las proteínas y las grasas, la única otra sustancia que proporciona calorías es el alcohol. El alcohol aporta 7 calorías por gramo. Sin embargo, no es un macronutriente porque no lo necesitamos para sobrevivir.

Hay que recalcar que aunque los macronutrientes son muy importantes no son lo único que necesitamos para sobrevivir. Nuestro cuerpo también necesita suficiente agua y micronutrientes. Los micronutrientes son sustancias que nuestro cuerpo necesita en cantidades más pequeñas, e incluyen vitaminas y minerales.

Revisemos la importancia de cada macronutriente.

① *Carbohidratos*

Los carbohidratos son la fuente principal de combustible y son utilizados fácilmente por el cuerpo para obtener energía. Todos los tejidos y células en nuestro cuerpo pueden utilizar la glucosa para reponer energía. Los carbohidratos son necesarios para el correcto funcionamiento del sistema nervioso central, los riñones, el cerebro, los músculos (incluso el corazón).

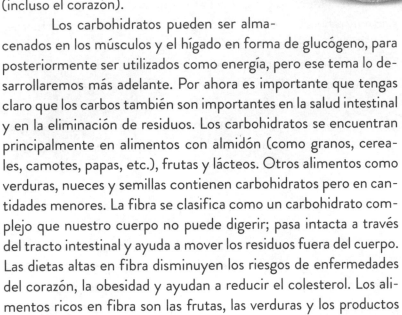

Los carbohidratos pueden ser almacenados en los músculos y el hígado en forma de glucógeno, para posteriormente ser utilizados como energía, pero ese tema lo desarrollaremos más adelante. Por ahora es importante que tengas claro que los carbos también son importantes en la salud intestinal y en la eliminación de residuos. Los carbohidratos se encuentran principalmente en alimentos con almidón (como granos, cereales, camotes, papas, etc.), frutas y lácteos. Otros alimentos como verduras, nueces y semillas contienen carbohidratos pero en cantidades menores. La fibra se clasifica como un carbohidrato complejo que nuestro cuerpo no puede digerir; pasa intacta a través del tracto intestinal y ayuda a mover los residuos fuera del cuerpo. Las dietas altas en fibra disminuyen los riesgos de enfermedades del corazón, la obesidad y ayudan a reducir el colesterol. Los alimentos ricos en fibra son las frutas, las verduras y los productos integrales.

Hay ciertas consideraciones que debes tomar en cuenta a la hora de consumir carbohidratos, porque aunque al igual que la proteína aportan 4 calorías por gramo, la respuesta hormonal que generan en nuestro organismo es totalmente distinta.

La cantidad de carbohidrato que puedes consumir depende del nivel de actividad física que realizas y tu tolerancia a ellos, es decir, si tienes o no resistencia a la insulina o una sensibilidad a la insulina pobre. También es importante el horario en que consumes los carbohidratos, y este es un tema que revisaré con detenimiento en este mismo capítulo.

Es importante que elijas fuentes de carbohidratos de buena calidad. Hay carbohidratos complejos y carbohidratos simples. Los complejos tardan más en digerirse y la respuesta de insulina es menor. Hay carbohidratos naturales y carbohidratos que han sido muy refinados. Lo ideal es escoger la mayoría de las veces fuentes naturales, libres de azúcar añadida y altas en fibra.

PREFIERE LOS CARBOHIDRATOS COMPLEJOS, TARDAN MÁS EN DIGERIRSE Y LA RESPUESTA DE INSULINA ES MENOR

Si bien es cierto que necesitamos carbohidratos para tener energía, solo necesitamos cierta medida. Si sobrecargas tus requerimientos y no eres lo suficientemente activo para quemar el exceso de calorías y utilizar esos carbos, los almacenas en forma de grasa. La gran mayoría «sobrestima» la intensidad de su entrenamiento y no realizan suficiente actividad física. Muchos consumen más carbohidratos de los que necesitan, y esto por múltiples razones: son más económicos que la proteína, elevan la serotonina y producen sensación de bienestar, son sabrosos y pueden llegar a ser adictivos.

Necesitas suficientes carbohidratos como para mantener tus funciones vitales, tener un buen nivel de energía y rendir bien en el entrenamiento, pero no tanto como para que tu cuerpo no queme grasa corporal como fuente de energía y comience a acumular el exceso de carbohidratos como grasa en el tejido adiposo.

> ¿Cuál es el carbohidrato que debe abundar en tu dieta y que puedes comer a cualquier hora sin mucha medida? Los vegetales, que están compuestos mayormente de fibra, un carbohidrato complejo que tu cuerpo no asimila ni estimula la insulina; además, son bajísimos en calorías.

> ¿Y qué son los carbohidratos complejos? Aquellos que te dan energía sostenida porque se digieren lentamente. Como siempre, la consigna es elegir fuentes naturales. Los mejores son:

- Camote
- Avena
- Arroz integral
- Quinoa
- Frijoles, garbanzos y lentejas
- Plátano

Los carbohidratos simples, en cambio, son de rápida digestión, saben más dulce y tienen mayor carga glucémica, por lo que disparan tus niveles de insulina. Estos son los que debes minimizar en la dieta: azúcar en todas sus versiones, harinas refinadas, dulces y golosinas.

Hay una excepción, las frutas. Son un carbohidrato simple de buena calidad, son naturales, aportan fibra, vitaminas, antioxidantes y minerales. Debes incluirlas a diario en tu dieta pero tomando en cuenta que aunque son buenas hay que medirlas porque tienen azúcar y carbohidratos. Mi recomendación es comer la fruta fresca entera y evitar los jugos porque aportan muchas calorías, azúcar y poca fibra. Siempre explico el ejemplo de la naranja. Una naranja completa contiene aproximadamente 45 calorías y 9 g de azúcar natural, pero en un vaso se pueden exprimir hasta cinco piezas de fruta, y como es líquido y no tiene fibra no nos llena y tendemos a servirnos otro vaso y acompañar esto con comida. Por ello es muy mala idea optar por los jugos. Ahora, los licuados o batidos de fruta son otro tema, porque estás consumiendo la porción de fruta que te corresponde. Es decir, si quieres hacer un licuado de fresa, sencillamente mides la porción que te comerías entera, que es una taza, y la licuas con un poco de hielo y agua. Así obtienes un licuado pero que contiene las mismas calorías y azúcar que la porción de fruta.

Todas las frutas son buenas pero algunas contienen un poco más de azúcar. Si estás en fase de mantenimiento puedes comer cualquiera, no importa si es alta en azúcar —como el caso del plátano, de las uvas o la sandía, que aportan muchísimos nutrientes y son muy saludables—. Si buscas perder grasa y te estás acercando a tu meta, inclínate más por frutos del bosque, fresas, frambuesas y moras que son bajísimas en azúcar y altas en fibra; o la toronja, por ejemplo, que ayuda a bajar glucosa en sangre e insulina; las manzanas también son una buena opción porque tienen mucha fibra y ayudan a controlar el apetito.

El tema de los carbohidratos es uno de los más discutidos, analizados y de los que genera más dudas. Por eso en este libro opté por desarrollar varios temas afines y poco a poco les iré dando herramientas para comprender lo más importante. Así conocerás lo básico para utilizar los carbohidratos de la mejor manera, adaptando siempre su ingesta a las necesidades particulares de cada quien.

Índice glucémico versus carga glucémica: una relación que debemos entender

No todos los alimentos ricos en carbohidratos se comportan de igual manera en nuestro cuerpo. El índice glucémico (IG) describe esta diferencia a través de la clasificación de los carbohidratos según su efecto sobre los niveles de glucosa en sangre. Mientras más bajo sea el índice, mejor, porque significa que hay menos azúcar en la sangre y por ende el organismo segrega menos insulina.

El IG es una escala que va del 1 al 100, siendo 100 el que genera un impacto más grande y más rápido en el nivel de azúcar en la sangre y 1 un impacto casi nulo en los niveles de azúcar en la sangre.

ÍNDICE GLUCÉMICO	RESPUESTA
0-30	Baja
31-55	Media
MÁS DE 56	Alta

En el caso de los alimentos que son bajos en índice glucémico los nutrientes se transportan más lentamente por el torrente sanguíneo, la energía se produce de manera sostenida y, como señalé antes, segregamos menos insulina. Cuando esta hormona está muy alta, no quemamos grasa, somos más propensos a acumularla y además estamos más ansiosos por consumir carbohidratos.

Ahora, el IG no es el mejor indicador pues está calculado con base en 50 g de carbohidrato totales en un alimento, y no toma en cuenta el tamaño de la porción que estamos consumiendo, que generalmente es mucho menos. Por ejemplo, la sandía tiene un IG de 74, y la leche con chocolate tiene un IG de 43. Entonces, ¿debemos de preferir la leche con chocolate y evitar la sandía? ¡Claro que no! Solo tienes que tomar 3 onzas de leche con chocolate para llegar a 50 g de carbohidratos, mientras que tienes que comerte casi 1 kilo de sandía para obtener 50 g de carbohidratos. Y repito, son 50 g de carbohidrato en el alimento, no 50 g del alimento en sí. Muchos se confunden con esto. Otro ejemplo, 40 g de avena en hojuelas tienen 27 g de carbohidratos.

Por ello la carga glucémica es un indicador más exacto porque se calcula con base en la porción, porque realmente para consumir 50 g de carbohidrato en una sentada tienes que comer mucho. Generalmente nos servimos mucho menos que esto. Si quieres saber cómo calcular la carga, solo haz esta fórmula:

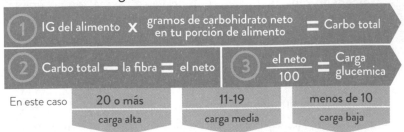

① IG del alimento **X** gramos de carbohidrato neto en tu porción de alimento		**=** Carbo total
② Carbo total **—** la fibra **=** el neto	③ $\dfrac{el\ neto}{100}$ **=** Carga glucémica	
En este caso	20 o más	11-19	menos de 10
	carga alta	carga media	carga baja

Por ejemplo, el índice glucémico de la calabaza o zapallo es 76, pero es baja en carbohidrato. En 100 g de calabaza hay solo 6 g de carbohidrato, es decir, su carga es: (75 x 6) / 100 = 4.5. ¡Es de bajísima carga glucémica! Y aprovecho para aclarar que la calabaza es una de las hortalizas con más propiedades y que más ayuda cuando buscamos estar en forma y perder grasa. Es baja en calorías y carbohidratos, alta en antioxidantes, fibra y potasio, y puedes comerla a cualquier hora, horneada, hervida, en crema sin leche o en puré. Da la sensación rica de los almidones pero sin aportarlos.

La conclusión es la siguiente: no te detengas tanto en el índice glucémico y préstale atención a la carga glucémica, que es un indicador más exacto y justo.

✳ Los carbohidratos y el glucógeno

Las personas que se han planteado perder grasa, aumentar masa muscular, estar en forma y mejorar su composición corporal deben entender qué significado tiene el término «glucógeno» y comprender la diferencia entre glucógeno muscular y hepático.

El glucógeno es esencialmente la forma de almacenamiento de carbohidratos en el cuerpo. Ya sea que consumamos almidón o azúcar simple, estos se descomponen en glucosa que luego es enviada a diversos tejidos para su almacenamiento. En el músculo y en el hígado se almacena en forma de glucógeno, el excedente en el tejido adiposo en forma de grasa.

Pero veamos la diferencia entre el glucógeno muscular y el hepático (del hígado):

> **Glucógeno muscular.** El carbohidrato se reserva en las células musculares. La cantidad y capacidad de almacenamiento de glucógeno muscular tiene relación directa con la cantidad de tejido muscular magro que tiene cada individuo. Además, la rapidez con que se agota este glucógeno muscular está determinada por la intensidad, duración y frecuencia de la actividad física que realice cada quien; por lo tanto, las personas que son mucho más activas y que entrenan con intensidad agotan mucho más rápido estas reservas. Es decir, que mientras más grande sea la capacidad de almacenamiento y más rápido la agotes, menos riesgo hay de que esos carbohidratos se transformen en grasa corporal. Por ello es importante concientizar la importancia de

entrenar pesas y trabajar la masa muscular. Se calcula que la capacidad de almacenamiento de glucógeno que tiene un hombre a nivel muscular es de 500 g.

> **Glucógeno hepático**. Forma de almacenamiento de carbohidratos en el hígado. Lamentablemente, a diferencia del glucógeno muscular, su capacidad de almacenamiento es mucho más limitada, alrededor de 50 g por día para el individuo promedio. Si el cuerpo recibe más carbohidratos de esta cantidad, y no son necesarios para generar energía, se convierten en grasa corporal. La diferencia clave es recordar que el glucógeno del hígado se compone de moléculas de fructosa, mientras que el glucógeno muscular se compone de moléculas de glucosa. Esto puede mostrar con claridad lo que sucede cuando comes diferentes tipos de alimentos. Si comiste pan, por ejemplo, que es muy alto en moléculas de glucosa (una vez que se rompen), quedará almacenado en los músculos siempre que haya suficiente capacidad de almacenamiento para sostenerlo. Si te comes una pieza de fruta, que contiene aproximadamente la mitad de fructosa y la otra de glucosa, entonces la mitad se destinará a llenar el depósito de glucógeno hepático. Si ingieres demasiada fructosa puede que luego llegues a tener un problema. Por esta razón debes controlar su ingesta. Una taza de frutas está bien; un plato hondo enorme lleno de frutas, no. Aunque debemos dejar claro que el excedente de fructosa en la dieta muchas veces se produce por utilizar endulzantes o por el abuso de jugos concentrados de frutas y refrescos, no tanto por las frutas frescas. Hay que entender algo básico: los músculos no tienen la enzima necesaria para transformar fructosa en glucógeno y poder reservarlo, solo se puede reservar en el hígado.

¿Y cuáles alimentos se asocian con cada tipo de glucógeno? Buenos ejemplos de carbohidratos a base de glucosa podrían incluir el arroz integral, la pasta integral, el camote y la avena. Ejemplos de carbohidratos a base de fructosa incluirían frutas, jugos, fructosa como endulzante, refrescos, agave y miel.

Muchas variedades de dulces, cereales de caja, aderezos y alimentos procesados tienen cantidades elevadas de jarabe de maíz alto en fructosa. En cuanto a este tema es clave asegurarnos de tener claras estas diferencias. Controlar la cantidad y los tipos de carbohidratos que ingieres será tu mejor arma para la construcción de masa muscular magra.

✳ Una técnica eficiente: carb cycling (carbos en ciclos)

Carb cycling es un método muy popular y utilizado que se basa en un estilo de comer en el cual existen períodos intermitentes, alternando días altos en carbohidratos y días bajos en carbohidratos. Partamos de la premisa de que una dieta baja en carbohidratos incrementa la pérdida de grasa debido a que mantiene bajos tus niveles de insulina. El problema es que esto no se puede mantener a largo plazo, solo de manera temporal, y no puedes comer así para siempre porque tu cuerpo necesita carbohidratos para funciones básicas. También está la otra cara de la moneda, y es que una dieta alta en carbohidratos da mucha energía y te permite aumentar masa muscular con mayor facilidad, pero esto no es eficiente para perder grasa o mantenerte definido. Al contrario, con el tiempo ese exceso de carbohidratos te hace más propenso a presentar resistencia a la insulina. Además, con una dieta alta en carbohidratos quemas menos grasa y retienes más líquido. El ciclo de los carbohidratos te da lo bueno de ambas partes y puedes hacerlo indefinidamente.

¿Por qué funciona? Porque le das a tu cuerpo el combustible que necesita en los momentos adecuados, acelerando tu metabolismo, protegiendo tus músculos y recargando las reservas de glucógeno al mismo tiempo que mantienes un déficit calórico y un ambiente hormonal idóneo para oxidar grasa en los días bajos en carbos. También controlas y regulas la leptina (la hormona que controla el apetito), la serotonina (neurotransmisor relacionado con la sensación de bienestar) y el cortisol (hormona del estrés).

La idea es organizar tu dieta con base en una rutina: los días altos en carbohidrato corresponderán a los días de entrenamiento más intenso (como piernas) y los días bajos en carbohidratos serán los de entrenamiento más suave o menos exigente. Los días que no entrenes se considera un día sin carbohidratos almidonados, es decir, solo vegetales, grasas buenas y proteína. La cantidad de grasa y carbohidratos en la dieta será inversamente proporcional, lo que quiere decir que los días altos en carbohidratos serán días bajos en grasa. A modo general puedes hacer de dos a tres días altos en carbohidratos, tres días bajos en carbohidratos y uno sin carbohidratos, es decir, un día sin carbohidratos almidonados en el que solo consumirás vegetales y proteínas. Los días altos en carbohidratos se deben alternar; no puede haber dos días altos en carbohidratos seguidos.

Hay varias formas de hacer los cálculos pero propondré una sola. Recuerda que siempre será mejor el proceso si vas de la mano de un especialista.

CÁLCULOS DE MACRONUTRIENTES BASADOS EN TU PESO EN LIBRAS
(IGUAL A PESO EN KG X 2.2)

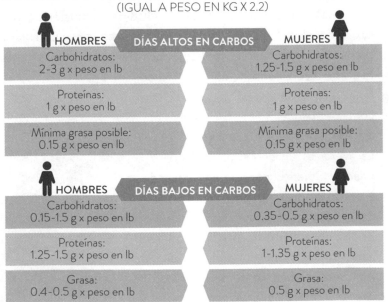

HOMBRES — DÍAS ALTOS EN CARBOS — **MUJERES**

HOMBRES	MUJERES
Carbohidratos: 2-3 g x peso en lb	Carbohidratos: 1.25-1.5 g x peso en lb
Proteínas: 1 g x peso en lb	Proteínas: 1 g x peso en lb
Mínima grasa posible: 0.15 g x peso en lb	Mínima grasa posible: 0.15 g x peso en lb

HOMBRES — DÍAS BAJOS EN CARBOS — **MUJERES**

HOMBRES	MUJERES
Carbohidratos: 0.15-1.5 g x peso en lb	Carbohidratos: 0.35-0.5 g x peso en lb
Proteínas: 1.25-1.5 g x peso en lb	Proteínas: 1-1.35 g x peso en lb
Grasa: 0.4-0.5 g x peso en lb	Grasa: 0.5 g x peso en lb

✳ Razones para que ames la avena

Uno de mis carbohidratos preferidos es la avena, y aquí te doy mis razones:

- La primera razón es porque es riquísima y es verdaderamente versátil. La puedes preparar cocida, molerla y hacer harina para panqués.
- Es baja en calorías. Una taza tiene entre 130 y 150 calorías. Además, permanece más tiempo en el estómago, lo que ayuda a controlar el apetito y la ansiedad.
- Es alta en fibra, baja en grasa y alta en proteína. Es uno de los carbos/cereales con más proteína.
- Es de baja carga glucémica por lo que ayuda a estabilizar el azúcar en sangre y disminuir el riesgo de diabetes tipo 2. Por su alto contenido en fibra, su conversión en azúcar simple (glucosa) es más lenta. También es alta en magnesio, un mineral que ayuda a mejorar la utilización de la glucosa y controla la insulina.
- Disminuye el colesterol malo (LDL) debido al betaglucano, la fibra de la avena.
- Es apta para personas sensibles al gluten (no es lo mismo que celiaquía). La avena no contiene gliadina, la sustancia más tóxica del gluten (esta prolamina-proteína en la avena se llama avenina y su cantidad es menor), por esta razón es más gentil. Si eres celíaco, consulta con tu médico.
- Es alta en lignanos, por lo que es arma contra el cáncer y las afecciones cardíacas.
- La avena es un cereal natural no refinado. Quienes consumen 1 taza de avena al día disminuyen el riesgo de padecer fallas cardíacas 29%.
- Es alta en un antioxidante llamado avenantramidas que protege de los radicales libres: menos riesgo de infartos, de cáncer y retarda el envejecimiento.

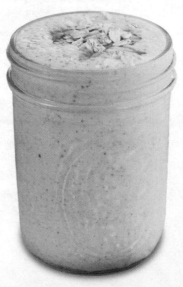

✳ Ejemplos de carbohidratos buenos

> **Arroz integral**. Es un carbohidrato complejo, la versión no refinada del arroz blanco pero con más nutrientes. Una taza de arroz integral tiene 80% de las recomendaciones de manganeso diario, es alto en selenio, fibra, calcio y antioxidantes. Además, es de baja carga glucémica y libre de gluten.

> **Avena**. Es un cereal muy gentil para el sistema digestivo. Es alto en proteína y fibra, de baja carga glucémica y bajo en calorías.

> **Quinoa**. Este pseudograno contiene todos los aminoácidos esenciales. Es una excelente adición a la dieta de cualquier vegetariano. Es altísimo en fibra, de baja carga glucémica y libre de gluten. Lo consideran un superalimento pues es muy completo. Es como el arroz integral pero con superpoderes, debido al contenido de aminoácidos que tiene.

> **Camote**. Es de baja carga de glucémica aun cuando su sabor es dulce; mejor que la papa incluso. Es alto en antioxidantes, betacaroteno, fibra y potasio. Una excelente opción.

> **Fresas, moras, frambuesas, etc**. Los frutos del bosque son de las mejores frutas, sobre todo cuando la meta es perder grasa. Son bajas en calorías y azúcar, altas en vitamina C y fibra. Son realmente excelentes.

> **Manzana**. Bien sea verde, roja o amarilla, todas son buenas. Su carga glucémica es baja. Tiene mucha fibra, y del tipo de fibra que contiene la más potente es la pectina, que controla mucho el apetito. Además, son altas en quercetina, un gran antioxidante.

¿CÓMO SABER SI TIENES UNA SENSIBILIDAD POBRE A LA INSULINA?

Observa bien cómo te sientes luego de comer carbohidratos.
¿Te cuesta rebajar? ¿Acumulas mucha grasa abdominal? ¿Estás cansado y no rindes bien? ¿Te cuesta aumentar masa muscular pero engordas con facilidad?
Debes acudir a un endocrinólogo que indique exámenes exhaustivos pues estos problemas pueden corregirse con la asesoría adecuada.

✱ Pan blanco versus azúcar

El pan blanco se convierte en un almidón que no es más que una cadena de moléculas de glucosa (azúcar simple) unidas entre sí. Estos enlaces se rompen con muchísima facilidad, un proceso que comienza en la boca mientras estás masticando. El pan blanco lleva y eleva la glucosa en la sangre con la misma rapidez que el azúcar (sacarosa) y, por ende, tiene el mismo efecto en la secreción de insulina.

Es necesario entender que dentro de nuestro cuerpo el pan blanco y el azúcar son casi lo mismo, solo que entran en diferentes formas. Y cuando hablo de pan me refiero a cualquiera de sus versiones, de sándwich, pan francés, pan pita o pan árabe blanco, galletas saladas, todo lo que esté preparado con harina de trigo refinada.

Te reto a hacer un experimento. Trata de mantener una galleta de soda común y corriente en la boca durante unos minutos. Mientras más tiempo la mantengas, más dulce sentirás el sabor, y esto se acentúa a medida que el almidón se va convirtiendo en azúcar, es decir, cuando el enlace entre las moléculas de glucosa se va rompiendo por la interacción con la saliva.

Por eso es tan importante elegir alimentos 100% integrales, que contengan el cereal o el grano entero con la fibra intacta, pues así se digiere de forma más lenta y la glucosa en sangre se eleva poco a poco.

Hermanazos

1 rebanada
12 g de carbo simple

1 cucharada
12 g de carbo simple

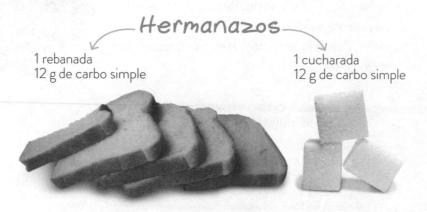

(2) Proteínas

La proteína es el macro-nutriente constructor y estructural. Es utilizada por el cuerpo para funciones inmunológicas, para sintetizar hormonas esenciales y enzimas, y para construir, reparar y mantener el tejido muscular. La proteína aporta energía cuando los carbohidratos o ácidos grasos no están disponibles. Se compone de aminoácidos, generalmente conocidos como «componente estructural de la proteína». Imagina que una pared de ladrillos es la proteína y cada ladrillo es un aminoácido. Hay aproximadamente 20 aminoácidos, 9 de los cuales son considerados esenciales porque el cuerpo no puede producirlos, así que deben ser suministrados por la dieta.

✱ La proteína: vida para nuestros músculos

La proteína es importantísima, no solo porque nos ayuda a estar en forma sino porque después del agua es la sustancia más abundante en el cuerpo. ¡Está en cada célula! Tiene una función estructural, de construcción y reparación de músculos, del cabello, la piel, los órganos, y ayuda a producir hormonas y enzimas, a transportar moléculas, además de que aporta energía.

La cantidad de proteína que necesitas depende de tu sexo, nivel de actividad física y metas. Una persona sedentaria necesita 0.8 gramos por kilo, pero una persona que entrena y quiere estar en forma debe consumir aproximadamente 2 g por kilo, a veces un poco más si la meta es aumentar masa muscular.

Asegúrate de incluirla en cada comida, recuerda que la proteína acelera el metabolismo y controla el apetito.

LA **PROTEÍNA** ACELERA EL METABOLISMO

FUENTES DE PROTEÍNAS

- La fuente más común y práctica es la pechuga de pollo. Cada 100 g de pechuga de pollo aporta 30 g de proteína.
- El lomo de cerdo aporta 25 g de proteína por cada 100 g y además es sumamente magro.
- El lomo de res aporta 36 g de proteína por cada 100 g y es una fuente importante de hierro y vitaminas del grupo B.
- El muslo de pollo también es una fuente rica de proteínas y más económica. 28 g de proteína por 100 g, aunque aporta más grasa que la pechuga, aproximadamente 6 g por muslo. No hay que evitarlo pero sí moderarlo.
- El pescado y los mariscos también son una fuente importante de proteína, aproximadamente 26 g de proteína por cada 100 g de pescado.
- Los huevos son una de las fuentes más prácticas de proteína. Uno completo aporta 6 g, y 4 claras de huevo aportan 15 g de proteína.
- La *isolate whey protein* es de gran calidad, ideal para quienes hacemos ejercicio. Una medida aporta de 25 a 30 g de proteína sin grasa.

Comer proteínas mejora la composición corporal por varias razones. En primer lugar está la termogénesis. Al cuerpo le cuesta digerir la proteína y gasta más energía al hacerlo. Cuando comes proteína también se incrementa el gasto energético al incorporar cada aminoácido en el tejido magro, el cuerpo quema significativamente más calorías que si se hubiera comido la misma cantidad de grasa o carbohidratos. Se calcula que se quema 30% de esas calorías en la digestión.

El segundo beneficio de comer proteínas es que reduce mucho el apetito. Cuando ingieres más proteína en el día consumes menos calorías en general. No solo porque llena más y tarda más en digerirse, sino por la respuesta cerebral generada al consumir aminoácidos (lo que compone una proteína). Apenas te comes una proteína los péptidos intestinales envían mensajes al cerebro.

Los carbohidratos en general, pero especialmente los de alta carga glucémica, procesados, azucarados y salados, envían mensajes químicos al cerebro que nos hacen comer más, dan placer y nos enviciamos. Pero al utilizar una dieta alta en proteínas esto no sucede, lo que reduce la respuesta hiperplacentera a los alimentos que ocasiona que comamos en exceso. No es que las dietas altas en proteínas no sean agradables, generalmente aportan triptófano, un aminoácido precursor de la serotonina que nos hace sentir realmente bien. Lo que quiero decir es que las dietas altas en proteínas no son adictivas; no es común darnos un atracón con proteína pues no incrementan las ganas de seguir comiendo ni generan ansiedad como lo hace un carbohidrato.

Otro beneficio es la respuesta hormonal que genera la proteína. Ayuda a controlar la glucosa en la sangre y la insulina, esto a diferencia de los carbohidratos que estimulan notablemente esta hormona, que impide que se queme grasa de manera eficiente.

Pero cuidado, no estoy planteando que abusemos de la proteína. Si haces ejercicio un buen número es 2 g de proteína por kilogramo, mi meta aquí es que entiendas que si haces cinco o seis comidas pequeñas al día trates de incluir proteína en cada una de ellas. Pechuga de pollo, huevos, pescado, lomo de res o de cerdo, *whey protein*, etc. Si eres vegetariano trata de incluir fuentes vegetales de proteína, que aunque no son de la misma calidad, también aportan aminoácidos, como cacahuates, semillas, quinoa, legumbres como la lenteja combinados con cereales integrales como arroz integral, etc.

LA **PROTEÍNA** GENERA UNA RESPUESTA **HORMONAL** BENEFICIOSA

La idea no es eliminar los carbohidratos, hay que consumirlos, pero de buena calidad, libres de azúcar y altos en fibra, cuando sepas que los vas a quemar y siempre acompañados de proteína. Mi sugerencia es que la protagonista sea la proteína y el actor de reparto el carbohidrato, y apóyate mucho más en los vegetales que en los almidones.

✱ El huevo: mitos que hay que dejar atrás

Por mucho tiempo se satanizó el huevo completo. Sobre todo en la década de los 90, que estaba de moda la onda *low fat*, le tenían terror al huevo por la grasa y el colesterol. Pero eso ya es historia. El huevo es un alimento totalmente saludable. Un huevo solo tiene 1.5 g de grasa saturada. Y nuestro cuerpo necesita algo de grasa saturada al día para sintetizar hormonas como la testosterona, que cuando está dentro de los niveles adecuados nos da más energía y fuerza, quemamos más grasa y aumentamos masa muscular con mayor facilidad.

La yema del huevo aporta grasas buenas, vitamina D (importante para prevenir el cáncer, combatir los radicales libres y alejar la osteoporosis, y la grasa en la yema ayuda a que la vitamina se absorba con mayor eficacia). También tiene vitamina E (básica para el cuidado de la piel, para prevenir arrugas y mejorar el tono). Contiene colina, que es una proteína.

El huevo es un alimento completo que ingerido con moderación no es nada dañino. No sé cómo se levantó tanta alharaca por un alimento que no llega a 5 g de grasa y 1.5 de gramos de grasa saturada. Dos huevos aportan solo 10 g de grasa en total. Podemos compararlo con otros alimentos que comemos tranquilamente, como 120 g de salmón (que tienen de 14 a 16 g de grasa), una cucharada de aceite de oliva (14 g de grasa), dos cucharadas de mantequilla de cacahuate, y que igualmente saturan 16 g. Al día podemos consumir de 40 a 60 g de grasa. La grasa que hay que cuidar es

la creada por el hombre, como la grasa trans saturada, aceites vegetales
hidrogenados. Esa es la grasa dañina.
Si comemos saludable, 85% o 90%
natural, cuidamos porciones, comemos muchos vegetales, frutas, proteína
y moderamos los carbohidratos y elegi-
mos los adecuados, incluimos grasas buenas
en la dieta y hacemos ejercicio, vamos a estar saludables y en forma.

NO HAY
EXCUSAS
PARA QUE EL
HUEVO QUEDE
POR FUERA DE
NUESTRA
DIETA

Y por el colesterol tampoco debemos satanizar al huevo,
ya está comprobado que el hecho de consumir un alimento que
contenga colesterol como la yema de huevo o mariscos no implica
elevación directa del colesterol sanguíneo; en tal caso eleva colesterol bueno, el HDL. Si llevas una dieta limpia y balanceada no hay
tal impacto. El colesterol malo se eleva cuando comemos exceso de carbohidratos refinados como harinas, azúcar, grasas trans,
frituras, etc., y cuando tenemos muy poca actividad física. Si comemos muchos vegetales, frutas por la mañana, proteínas magras,
carbohidratos complejos altos en fibra con moderación y hacemos
ejercicio, el comerte uno o dos huevos al día no es perjudicial.

¿Y por qué entonces recomiendo más cantidad de claras?
Porque ayudan a controlar mejor las calorías. Un huevo tiene 71 o
75 calorías y 1 clara tiene solo 17. El hecho de que un alimento sea
bueno no implica que se puede comer sin medida, también hay
que ser inteligente en cuanto a las porciones. Así que no hay excusas para que el huevo quede por fuera de nuestra dieta. Consume
1 o 2 huevos al día con tranquilidad.

Fuentes vegetarianas de proteínas

Hay fuentes vegetales de proteína, pero la mayoría no
contienen todos los aminoácidos esenciales y es por eso que debemos tener mucho cuidado si optamos por una dieta vegetariana. Lo ideal es hacer combinaciones y consumir cereales (avena,

arroz integral), legumbres (lentejas, garbanzos y frijoles) y semillas (como ajonjolí y girasol). También existen algunas fuentes vegetales con todos los aminoácidos como la espirulina, la hemp y la quinoa. Los vegetarianos deben tener sumo cuidado de no convertirse en «carbotarianos», es decir, consumir demasiados carbohidratos en la dieta. Por eso es inteligente buscar la ayuda de un nutricionista pues la alimentación tiene que ser mucho más monitoreada.

Debemos ser precavidos y consumir solo soya fermentada. La soya no fermentada contiene antinutrientes e imitadores de estrógeno y puede causar problemas de tiroides y problemas hormonales en general. El tempeh y el tofu fermentado aportan aproximadamente 17 g de proteína por cada 100 g.

Algunas semillas son fuentes ricas en proteína:

CACAHUATE	SEMILLAS DE CALABAZA	FRIJOLES COCIDOS	QUINOA
30 g	30 g	1 taza	1 taza
aportan 7 g de proteína	aportan 9 g de proteína	aportan entre 12 y 15 g de proteína	aportan 8 g de proteína

Si eres vegetariano o vegano incluye en tu dieta variedad de legumbres, suplementa con espirulina (que contiene todos los aminoácidos y es alta en vitamina B12 y hierro), consume cereales naturales altos en fibra y semillas o nueces para formar proteínas completas.

✳ La soya, una mirada cuidadosa

La soya parece inofensiva, pero no lo es. Casi 90% está genéticamente modificada (GMO) y tiene antinutrientes. Los peores antinutrientes de la soya son:

> Las lectinas. Alteran tu sensibilidad a la leptina, la hormona que controla el apetito, y una vez que alteras la sensibilidad a esta hormona te haces más propenso a sufrir resistencia a la insulina.

> Los goitrógenos. Afectan la liberación de las hormonas tiroideas e inhiben la capacidad que tiene la tiroides de utilizar correctamente el yodo, lo que te hace propenso al hipotiroidismo.

> Los fitoestrógenos. Uno de los grandes problemas es que contienen estrógenos vegetales en forma de isoflavonas, que elevan los niveles de estrógeno y bajan los de testosterona (estas dos hormonas compiten), lo que afecta negativamente a hombres, mujeres y niños. En los hombres disminuye la libido, los hace más obesos por acumulación de grasa en el abdomen y puede producir ginecomastia, que es el engrandecimiento patológico de una o ambas glándulas mamarias en el hombre. A las mujeres las hace más propensas a la infertilidad, al cáncer de mama, a la endometriosis y al aumento de grasa. Los bebés que son alimentados con leche de fórmula con base de soya pueden tener problemas en el desarrollo de los órganos sexuales, sobre todo si son varones, pues pueden desarrollar ginecomastia en la pubertad y mal desarrollo de los testículos, entre otras patologías. Algunos estudios indican que la concentración de estrógenos en la leche de fórmula de bebés puede llegar a compararse con 5 pastillas anticonceptivas.

Veo con preocupación que mucha gente toma merengadas de proteína de soya a diario y a veces no lo sabe. Esos licuados famosos que reemplazan comidas tienen soya, y una de las más peligrosas, porque está superconcentrada.

¿Por qué hay tanta soya entonces? ¡Porque es sumamente rentable! ¡Una mina de oro! Hay leche, harina, aceite, carne; es económica de producir y se puede utilizar para muchas cosas. En mi opinión, puro mercadeo. Se apoyan en que los asiáticos

> ¡MUCHOS TOMAN MERENGADAS DE PROTEÍNA DE SOYA A DIARIO Y A VECES NO LO SABEN!

consumen soya y viven mucho, pero están maquillando la verdad. Hay estudios que comprueban que el consumo de los asiáticos de soya es mayormente en su versión fermentada, y así no hace daño: tempeh, tofu fermentado, miso, natto y salsa de soya.

✳ *Las barras de proteína comerciales: una opción solo en caso de emergencia*

Las barras de proteína son una buena opción para quienes están apurados. El problema es que no todas son buenas, algunas son muy procesadas y con muchos polialcoholes, por lo que caen pesadas. Además, suelen tener azúcar escondida. Lo primero es aprender a distinguir. Las realmente buenas y saludables son difíciles de conseguir en países como Venezuela, y también son algo costosas.

Una alternativa más saludable son las barras de proteínas preparadas en casa, porque así controlas los ingredientes. Además, son menos costosas. No estoy diciendo que sea barato prepararlas pero es más económico que comprarlas, ¡y muy ricas! Estas barras que te propongo son altas en fibra, sin azúcar, pero son algo altas en sodio, así que cuando las comas procura evitar sodio añadido en otros alimentos o sal en la comida.

BARRA DE PROTEÍNA CASERA

Ingredientes

- 2 medidas de whey protein de chocolate o vainilla
- 1 taza de mantequilla de cacahuate natural
- 1/2 taza de mantequilla de nuez o almendras (también puede ser de almendras o más de cacahuate)
- 2 cucharadas de harina de coco o linaza molida
- Stevia (edulcorante) al gusto
- Un chorrito de leche de almendras
- 1/2 taza de almendras tostadas picadas

Preparación

- Mezcla todo muy bien, esparce la preparación en un envase rectangular.
- Coloca la mezcla en el congelador hasta que se endurezca pero no dejes que se congele.
- Sácala y pica las barras en rectángulos.
- Guárdalas en el refrigerador.

Esta receta alcanza para 12 barras, lo mismo que trae una caja de barras de proteína comercial.

Cada una tiene 246 calorías

11 g de proteína, 4 g de fibra y solo 74 mg de sodio. Son bajas en carbohidratos (*#lowcarb*) y altas en proteína y grasas buenas. Pueden comerse de noche. ¡Sin abusar! No más de 1 al día si eres mujer y 2 si eres hombre.

> **Cómo escoger una buena barra de proteína industrial.** Tienes que revisar con atención la ficha nutricional pues en lugar de una barra de proteína puedes terminar comiendo una chuchería disfrazada.

¿QUÉ DEBE TENER UNA BARRA DE PROTEÍNA?

- Una buena barra debe tener más de 15 g de proteína, de 20 g para arriba se incrementa la síntesis proteica. Mientras más proteína contenga, más poder saciante tendrá.

- Debe tener menos carbohidratos netos que gramos de proteína. Muy pocas barras cumplen con esta norma. Muchas contienen polialcoholes/alcoholes de azúcar (maltitol, sorbitol, xylitol, etc., todos terminan en «ol»), que en grandes cantidades pueden causar problemas gastrointestinales. La mayoría tiene demasiada azúcar, por eso digo que son golosinas disfrazadas. Si la barra de proteína contiene fibra, mejor. Te ayuda a controlar aún más el apetito. La fibra siempre se le resta al carbohidrato para obtener el número neto; el total de carbohidratos es la suma de fibra y azúcar. En conclusión, si la cantidad de carbohidratos netos es menor a 9, es una buena barra. Si tiene menos de 5 g, aún mejor.

- Lee la lista de ingredientes. Una barra de proteína de calidad debería utilizar proteína de suero (*whey protein*). Algunas compañías tratan de aumentar la cantidad total de proteína diluyéndola con proteína de soya. ¿Por qué? Porque la soya contiene todos los aminoácidos así que incrementa los gramos de proteína y es muy económica, que es la verdadera razón por la que la usan, no porque sea «buena». La única soya beneficiosa es la fermentada, de lo contrario no es muy recomendable.

- Vigila los gramos de grasa. Elige una barra que tenga menos de 10 g de grasa y que en su mayoría sean grasas buenas, que contenga menos de 5 g de grasa saturada.

- No consumas una barra que tenga más de 200 mg de sodio. Hay unas muy buenas que tienen más sodio. En ese caso tienes dos opciones: picarla por la mitad, o sencillamente cuida la ingesta de sal y productos procesados en el día, ya que al día puedes consumir entre 1500 y 2000 mg de sodio aproximadamente. Siempre acompaña la barra con un vaso de agua.

- Las barras tienen *whey protein*, así que no te sobrepases tomándote dos licuados más una barra. La barra sustituye el licuado de proteína.

- Mientras más corta es la lista de ingredientes en una barra, mejor.

- Aun cuando una barra cumpla todas estas recomendaciones, recuerda que es un alimento procesado y el cuerpo siempre va a preferir los alimentos naturales. No olvidemos la norma, lo ideal es comer 85% natural y solo en el otro 15% incluye cosas procesadas que te gusten.

Whey protein: ¿qué es?, ¿cuáles son sus beneficios? y ¿cómo consumirla?

La *whey protein* o proteína de suero es un tipo de proteína derivada de la leche, con gran valor biológico, es decir, de la mejor calidad, pues es una de las mejores fuentes de aminoácidos de cadena ramificada (BCAA). Por ello sus inmensos beneficios.

La *whey protein* es baja en calorías y en carbohidratos, y es libre de azúcar y de grasa, por lo que, utilizada como suplemento en una dieta limpia, ayuda a perder grasa. De cierta forma yo creo que es mágica pues ayuda a quienes buscan perder grasa pero evita la pérdida de músculo y también ayuda a quienes quieren aumentar masa muscular. También controla notablemente el apetito, disminuye el riesgo de padecer cáncer, mejora el sistema inmunológico, reduce niveles de estrés, disminuye los niveles de cortisol, incrementa los niveles de serotonina, aumenta la sensación de saciedad, disminuye la presión arterial e incrementa y mejora tu desempeño.

Hay dos tipos de *whey protein*: concentrada y aislada. La diferencia entre ambas es el grado de pureza. La concentrada tiene 80% de proteína, contiene más grasa, lactosa y azúcar. La aislada (*isolate*) tiene mayor cantidad proteína, es mucho más pura y de mejor calidad. Es libre de grasa y de lactosa, y por eso es la que recomiendo. La proteína de suero aislada puede ser incluso más eficiente si es hidrolizada.

La proteína hidrolizada es la misma proteína que fue predigerida, lo que ayuda a que tus músculos la absorban más rápido. Es mucho más pura y es libre de potenciales alergenos. A través de un proceso llamado hidrólisis enzimática, la *isolate whey protein* se divide en fragmentos de proteínas más pequeñas. Puede sonar complicado, pero este paso de la producción facilita y acelera la digestión de la proteína, la disponibilidad de aminoácidos es mucho más eficiente y rápida, lo que mejora el incremento y la recuperación muscular. Esto la convierte en el complemento perfecto para tus rutinas de entrenamiento.

Uno de sus principales beneficios de este tipo de proteína es que ayuda a reparar el tejido muscular y a aumentar masa muscular. Se absorbe en 30 minutos y esto es ideal luego de un entrenamiento intenso —cuando ocurren microfracturas en las fibras musculares— pues sirve de materia prima para la recuperación. Luego de que entrenamos tenemos una ventana anabólica de 60 minutos, y esta proteína —que se absorbe en media hora— permite una mayor síntesis proteica si la comparamos con el pollo, por ejemplo, que se digiere entre 2 y 4 horas después. Y así como es beneficiosa para reparar las células musculares es igualmente buena para reparar y regenerar otros tejidos, por ejemplo, ayuda muchísimo a la cicatrización de las heridas. También fortalece el sistema inmunológico y ayuda a prevenir el cáncer. Ayuda a bajar el estrés, elevar serotonina y disminuir los niveles de cortisol, una hormona que en exceso es terrible ya que colabora en la acumulación de grasa en el abdomen y en el desgaste de la masa muscular.

CUÁL PROTEÍNA TOMAR Y CÓMO

- Opta siempre por la *isolate whey protein* en lugar de la concentrada.
- Utiliza 1 medida al día si tu meta es perder grasa. Y si tu meta es mantenerte o aumentar masa muscular consúmela dos veces al día. Antes o después de entrenar o como merienda.
- La encuentras en múltiples sabores, así que puedes escoger tu favorito.
- Puedes hacerte un licuado delicioso o sustituir con ella las harinas en las recetas.
- Si la vas a consumir en licuado, lo ideal es prepararla con agua o algún tipo de leche vegetal para mayor cremosidad.
- Aprende a leer las letras pequeñas, un buen licuado de proteínas está endulzado de manera natural, con stevia, y no contiene «mezclas» de aislada (*isolate*) con concentrada.
- No confundas un licuado de proteína *isolate whey protein* con un ganador de masa muscular (*weight gainer*). Estos tienen mezclas de esta proteína con carbohidratos simples, creatina, en algunos casos, y otros componentes.

(3) Grasas

✱ ¿Qué hacen las grasas en tu organismo y cuáles son las mejores fuentes?

La grasa es un macronutriente energético y es absolutamente fundamental para tu cuerpo. Debes incluirla en la dieta diaria. Es necesaria para el crecimiento, vital para la absorción de ciertas vitaminas (como las vitaminas A, D, E, K y carotenoides), proporciona amortiguación para los órganos, colabora con el mantenimiento de las membranas celulares, mejora tu funcionamiento y ambiente hormonal, controla los niveles de insulina, incrementa la fertilidad, controla el apetito, mejora el estado de ánimo y aporta energía. Sí, es una fuente alterna de energía a los carbohidratos pero que no eleva la insulina.

Es cierto, las grasas son altas en calorías, pero como dicen por ahí, «de lo bueno poco». En las cantidades adecuadas ayuda a mejorar la composición corporal; puede ser una gran aliada. La clave para consumir grasa de buena calidad es elegir fuentes naturales. Algunas fuentes de grasas buenas y naturales son el aguacate, las almendras, el aceite de oliva o coco, las nueces, las semillas y la mantequilla de almendras o cacahuate. Debes estar pendiente de las cantidades porque cada gramo de grasa aporta 9 calorías. De 40 a 60 g de grasa es la porción ideal. Veamos ciertas cantidades para tomar conciencia de las porciones:

FUENTE	ACEITE	AGUACATE	ALMENDRAS	MANTEQUILLA DE CACAHUATE
	1 cucharada	100 g	24 unidades	1 cucharada
GRAMOS DE GRASA	14 g	14 g	14 g	9 g

Para aprender a relacionar las proporciones, es importante saber que la cantidad de grasa en una dieta debe ser inversamente proporcional a la de carbohidrato. Si llevas una dieta con mayor cantidad de grasa debes disminuir los carbohidratos, y si tu meta es perder grasa una buena estrategia es elegir una fuente de energía por comida. Es decir, si almuerzas con carbohidrato almidonado tipo arroz, deja la grasa para la merienda o para la cena y combínala con proteína y vegetales.

Asegúrate de comer a diario alimentos que proporcionen ácidos grasos esenciales: pescado, sardinas, salmón, atún, etc., carne de res alimentada con pasto, frutos secos y semillas.

La grasa es un macronutriente diverso, hay distintos tipos de grasa. Los ácidos grasos esenciales son sustancias que debemos obtener de los alimentos porque no pueden ser sintetizados por el cuerpo. Un ejemplo de grasas esenciales son los aceites omega 3 presentes en el pescado, las nueces, las semillas de linaza molida y la chía.

Al cuerpo le gusta usar las grasas esenciales para producir hormonas y construir la capa lipídica de las células. Esto mejora la señalización y sensibilidad de la insulina, lo que permite un mejor funcionamiento metabólico, por ello quemas grasa y aumentas músculo con mayor facilidad.

Cuando constantemente consumes una buena dosis diaria de omega 3 obtienes muchos beneficios: aceleras el metabolismo, quemas más grasa, aumentas masa muscular de manera más eficiente, mejora tu estado de ánimo, bajas colesterol y triglicéridos, hay menos inflamación en el cuerpo, mejora la función reproductiva, tienes huesos más fuertes y mejora la calidad de la piel y el cabello.

Una buena idea es incluir un suplemento como cápsulas de omega 3 y tomar de 1 a 2 g al día con alguna comida.

Puedes comer grasa de noche con tranquilidad porque no eleva la insulina. Si buscas perder grasa corporal consume las grasas con proteína, vegetales o fruta, no con carbohidratos complejos almidonados tipo arroz integral, camote, avena, etc.

✳ *Metabolismo de la grasa*

Cuando la grasa corporal almacenada se quema (como fuente de energía), la célula de grasa no va a ninguna parte. La célula no se pierde. Las células de grasa se quedan justo donde están, encima de los músculos y debajo de la piel, en los muslos, en el abdomen, las caderas, los brazos, etc. La célula de grasa simplemente libera su contenido al torrente sanguíneo en forma de ácidos grasos libres. Cuando los ácidos grasos se liberan de las células de grasa, las células se reducen y por eso nos vemos más delgados. En cambio, la célula se infla cuando engordamos.

GRASAS MONOINSATURADAS

También es importante incluir otras fuentes de grasa monoinsaturadas como el aguacate, las almendras y el aceite de oliva. Estos alimentos han sido denominados «antiobesidad». Además, algunos son fuentes importantes de fibra (como el aguacate) y son bombas de vitaminas y minerales.

Porciones
- 1/4 (28 g) de taza de frutos secos.
- 1 cucharada de aceite de oliva o mantequilla de cacahuate o almendra.
- 100 g de aguacate.
- 1 cucharada de semillas.

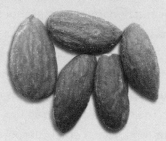

La clave es la moderación

ATENCIÓN: CALORÍAS DE CALIDAD

El mayor culpable del aumento de grasa corporal no es la grasa sino el exceso de carbohidratos de mala calidad, y, por supuesto, no hacer suficiente ejercicio para quemar lo que comemos. Si bien es cierto que tienes que quemar más de lo que comes para rebajar, para mejorar la composición corporal, aumentar masa muscular, estar más definido, tener menos ansiedad y apetito y estar más en forma y saludable, debes cuidar la calidad de las calorías que consumes.

Cada uno de nosotros nace con un número predeterminado de células de grasa. Este número puede aumentar más que todo en la infancia, en la preadolescencia (por eso hay que cuidar la alimentación de los niños) y en casos de obesidad extrema; pero no pueden disminuir en cantidad.

La grasa corporal es básicamente una fuente de energía de reserva. A tu cuerpo le encanta tener un poquito de grasa guardada «por si acaso», y es por ello que los últimos kilos que queremos rebajar cuestan tanto.

La célula grasa es el almacén para esta energía en forma de triglicéridos (grasa). Imagina un globo pequeño desinflado: es chico cuando no esta lleno de aire. Al soplar, con el aire el globo se puede ampliar 10 o 20 veces su tamaño normal; simplemente se llena. Eso es lo que ocurre con las células de grasa: están casi vacías (cuando estás magro y definido), y cuando la ingesta de calorías excede tus necesidades, las células se inflan como globos.

Cuando quemas más calorías (energía) de la que consumes, tu cuerpo libera hormonas y enzimas que le dicen a las células de grasa que liberen la grasa en lugar de mantenerla almacenada. La grasa almacenada (energía) se libera en el torrente sanguíneo como ácidos grasos y son transportados a los músculos, que es donde se necesita la energía.

Una enzima importante llamada lipoproteína lipasa ayuda a que los ácidos grasos entren a la mitocondria de las células musculares, donde son «quemados» como fuente de energía. La mitocondria es, por decirlo de alguna forma, la fábrica de energía a nivel celular, donde se lleva a cabo la producción de energía, es donde se quema la grasa. Y mientras tanto, las «células de grasa» siguen donde estaban, esperando que te excedas en calorías y bajes la actividad física para ¡volver a inflarse con grasa!

LA **GRASA** CORPORAL ES FUENTE DE ENERGÍA DE **RESERVA**

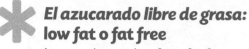 ## *El azucarado libre de grasa: low fat o fat free*

Los productos *low fat* o *fat free* muchas veces son una gran estafa. Las empresas de alimentos la mayoría de las veces reemplazan la grasa con otra cosa: ¡azúcar!, lo que les permite mantener el sabor de los productos. Además, retiran la fibra para que la vida del producto sea mayor, y esto altera nuestra bioquímica y nos hace pensar que tenemos más hambre.

Cuando consumes productos altos en azúcar y bajos en grasa tienes más apetito, el producto está más procesado y se digiere rapidísimo y tu glicemia se eleva, segregas más insulina, así que se crea un círculo vicioso y tu cuerpo nunca se siente satisfecho. La grasa ayuda a controlar glucosa en la sangre y a moderar el apetito.

Recuerda: el azúcar refinada es casi veneno. Es preferible un poco más de grasa y que el producto contenga menos de 6 g de azúcar. Mi recomendación es que tengas mucho cuidado con los productos procesados que consumes. Los alimentos saludables no contienen etiquetas nutricionales. ¡Come 90% natural y no tendrás mayor problema!

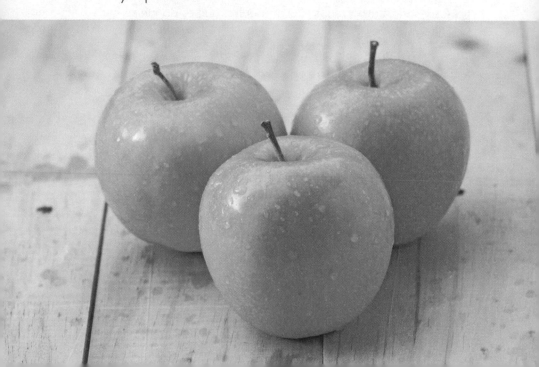

¿Por qué comer cinco o seis veces al día?

Acostumbrarse a comer varias veces al día tiene una serie de beneficios metabólicos. Los niveles elevados de insulina impiden la oxidación de grasa, pero al comer cada tres horas —ingestas que incluyan proteína— se estabilizan los niveles de glucosa en sangre y por ende los de insulina. Cuando haces tres comidas grandes el cuerpo segrega más insulina en esas comidas en comparación cuando la comida es pequeña y la protagonista es la proteína.

Comer regularmente también ayuda al hígado y a los músculos a reservar de manera más eficiente el glucógeno (carbos), esto contribuye a prevenir que el cuerpo utilice la masa muscular como fuente de energía, lo que a su vez ayuda a que nos recuperemos más rápido del entrenamiento. Cuando comes varias veces al día tus reservas de nutrientes están en un nivel óptimo y esto te permite mantener los niveles de energía elevados, así que puedes entrenar con intensidad aun cuando estés en un plan de pérdida de grasa. Al mismo tiempo el cuerpo puede procesar de manera más eficiente los macronutrientes, la grasa puede moverse por el sistema más rápido, menos grasa será absorbida y la que permanezca será utilizada (hormonas, etc.)

Hacer la digestión genera un gasto energético en el cuerpo, quema calorías. Esto se conoce como el efecto térmico de los alimentos, por eso es importante siempre incluir proteína, porque el cuerpo quema 30% de sus calorías en la digestión.

Y, recuerda, al comer cada 3 horas controlamos el apetito y disminuimos la ansiedad. El apetito se incrementa cuando los niveles de glucosa en sangre disminuyen. Esto ocurre cuando pasas más de 3 horas sin comer. También porque la grelina (que estimula el apetito) se eleva aproximadamente cada 4 horas. Así que en lugar de consumir 1500 o 2000 calorías en tres comidas, divídelas en comidas más pequeñas e ingiérelas cada 3 horas.

La sincronización de nutrientes

La sincronización de nutrientes es un enfoque muy eficaz para perder grasa. Sobre todo cuando se refiere a los carbohidratos, pues estás sincronizando tu ingesta a tu ritmo hormonal, sacando así un mejor provecho. En ciertos momentos del día tus músculos son más receptivos a la absorción de carbohidratos, es decir, durante esos períodos tu sensibilidad a la insulina está en su punto más alto. Esto significa que se necesitará menos insulina para almacenar la glucosa que se produce a partir de los carbohidratos (arroz integral, avena, camote, granos, etc.) Cuando se eleva la insulina, tu cuerpo no es capaz de movilizar o quemar los ácidos grasos (es decir, la grasa acumulada). La insulina es una hormona de almacenamiento superpotente. Ella agarra la glucosa en la sangre y la transporta a las células que la necesitan. Si los músculos y el hígado están llenos de glucógeno (la forma en la que se reservan los carbohidratos) no van a ser capaces de almacenar cualquier glucosa adicional. En este caso, la insulina toma esta glucosa y la convierte en grasa que se almacena en el tejido adiposo.

Cuando buscas perder grasa la meta es mantener la insulina baja durante todo el día. Por esta razón se debe cuidar muy bien la ingesta de carbohidratos, no solo por una cuestión de calorías, sino por la respuesta hormonal que ellos generan, que es muy distinta a la generada por la proteína y la grasa. Los carbohidratos tienen una mayor influencia en los niveles de insulina.

Los mejores momentos para comer carbohidratos son en la mañana, cuando te despiertas, y antes o después de entrenar pesas. De noche no es recomendable, sobre todo si no los toleras muy bien y tiendes a aumentar de peso fácilmente, especialmente en el abdomen. Si tienes un metabolismo normal y estás buscando perder grasa, en la noche la sensibilidad a la insulina es mucho menor

LOS MEJORES MOMENTOS PARA COMER CARBOHIDRATOS SON EN LA MAÑANA

y el metabolismo es más lento, porque tu cuerpo se prepara para dormir. No es el ambiente hormonal idóneo para consumir carbohidratos. En la cena es preferible consumir proteína acompañada de muchos vegetales y una pequeña porción de grasa. Si entrenas pesas de noche, puedes consumir una porción de carbohidrato justo después, y solo si entrenaste pesado y bien intenso. El problema es que en muchas ocasiones la gente sobrestima la intensidad con la que entrenó. Ten muy claro que debes ganarte ese carbohidrato para no acumularlo como grasa.

Cada cuerpo es un universo, estas recomendaciones son para el común denominador, pero recuerda que siempre hay excepciones: personas con un biotipo ectomorfo, es decir un metabolismo súper rápido, que buscan aumentar, o deportistas y atletas de alto rendimiento que hacen muchas horas de ejercicio y queman muchas calorías.

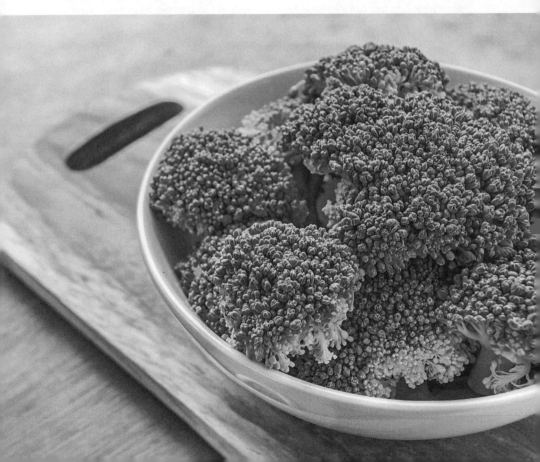

Hormonas y neurotransmisores

Uno de los principales afectados en situaciones de estrés y angustia y malos hábitos alimenticios es la serotonina, un neurotransmisor que se libera luego de consumir carbohidratos, azúcar y almidones. Este neurotransmisor, que se produce a partir del triptófano, incrementa la sensación de calma, mejora el estado de ánimo y reduce la depresión.

Generalmente, cuando estamos estresados los niveles de serotonina bajan porque se eleva el cortisol y este la inhibe. Por ello en situaciones de estrés y depresión tendemos a consumir más carbohidratos o azúcares. Nuestro cuerpo, que es muy inteligente, sabe que los niveles de serotonina se elevarán.

El cortisol —también llamada hormona del estrés— es segregado cuando estás en situaciones de angustia, y su aumento disminuye la producción de serotonina al mismo tiempo que eleva los niveles de insulina, lo que estimula la acumulación de grasa abdominal.

Otra hormona que también participa es la grelina, que cuando está elevada incrementa notablemente el apetito.

¿Pero qué hacer para mantener el equilibrio?

> Lo primero es organizar y vigilar tus patrones de conducta alimentaria. Cuando no comes o saltas comidas los niveles de grelina aumentan y esto incrementa tu apetito y hace que tu metabolismo sea más lento. También tus niveles de hormona tiroidea disminuyen y eres más propenso a acumular grasa. Los niveles de serotonina disminuyen al igual que la glucosa en sangre, lo que traerá como consecuencia una ansiedad desmedida por el dulce.

> Come proteína cinco veces al día, así controlas la glicemia y la ansiedad, y además las fuentes de proteína animal te ayudarán a elevar los niveles de triptófano, aminoácido precursor de la serotonina.

> ¡Muévete! Hacer ejercicio eleva las endorfinas, lo que produce bienestar y placer. ¡La actividad física es el mejor antidepresivo natural! Además, ¡te ayuda a comer mejor!

> También puedes suplementar con picolinato de cromo, un mineral que disminuye notablemente la ansiedad por los carbohidratos y el dulce, ayuda a bajar los niveles de glucosa en sangre, lo que redundará en menos insulina, es decir, menos apetito y menos grasa acumulada. La dosis promedio es de 200 mcg 20 o 30 minutos antes de la comida, y no más de 600 mcg al día. Consulta con tu médico.

> Trata de dormir al menos siete horas. La falta de sueño eleva la grelina y el cortisol, lo que hace lento el metabolismo, produce más apetito y —ya lo sabes— hace que acumules más grasa.

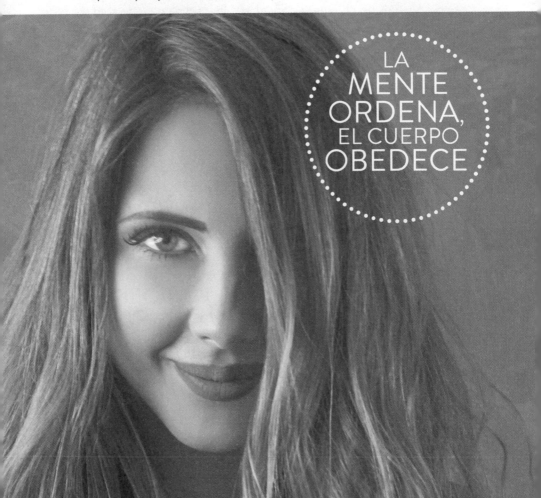

LA
MENTE
ORDENA,
EL CUERPO
OBEDECE

¿Cómo mejorar la sensibilidad a la insulina?

Cuando quieres trabajar composición corporal, bien sea perder grasa o aumentar masa muscular, lo primero que debes mejorar es tu sensibilidad a la insulina.

Como ya he aclarado anteriormente, la insulina es una hormona anabólica que se segrega luego de comer, sobre todo luego de consumir carbohidratos. Cuando se eleva la glucosa en sangre, la insulina es la encargada de bajar ese nivel y transportar esa glucosa a las células musculares, hepáticas y de grasa. Este tercer proceso es el que nos hace aumentar de peso.

La sensibilidad a la insulina es la relación que existe entre la dosis de insulina que se necesita para depositar cierta cantidad de glucosa. Tienes una buena sensibilidad a la insulina cuando solo segregas una pequeña cantidad para transportar o depositar «x» cantidad de glucosa. Eres resistente a la insulina o tienes una sensibilidad pobre a la insulina cuando necesitas mucha más insulina para depositar la misma cantidad de glucosa.

Como ya he planteado, cuando la insulina está muy elevada no quemas grasa como fuente de energía y eres más propenso a acumularla. Cuando tu sensibilidad a la insulina es baja o tienes resistencia a la insulina, te cuesta muchísimo perder grasa porque es más probable que la mayoría de los alimentos que consumes se reserven en forma de grasa.

Una sensibilidad pobre a la insulina, además de incrementar la acumulación de grasa e impedir el aumento de masa muscular, causa problemas como disminución del desempeño atlético, insomnio, cansancio extremo, mala recuperación luego del ejercicio, mayor dolor muscular luego de entrenar, más propensión a padecer diabetes, triglicéridos altos, entre otros.

UNA SENSIBILIDAD POBRE A LA INSULINA INCREMENTA LA ACUMULACIÓN DE GRASA

La buena noticia es que puedes hacer varias cosas para mejorar tu sensibilidad a la insulina:

> Entrena con pesas. El ejercicio anaeróbico es absolutamente necesario para mejorar la sensibilidad a la insulina porque tus células musculares pedirán a gritos combustible después de entrenar. Luego de entrenar, tu sensibilidad a la insulina mejora notablemente en las próximas 24 horas. Al construir más músculo, aumenta la demanda global de energía. Por cada 10% de masa muscular que aumentas, reduces aproximadamente 11% la resistencia a la insulina. Además, al aumentar músculo mejoran los niveles de proteínas y enzimas implicadas en la señalización de la insulina (la capacidad que tiene la insulina de unirse a la célula para permitir que la glucosa entre) y el almacenamiento de glucógeno. Debes entrenar pesado e intenso para realmente incrementar la demanda de energía. Los ejercicios cardiovasculares, sobre todo los de intervalos, también son buenos para disminuir los niveles de glucosa en sangre y mejorar la sensibilidad a la insulina.

> Come mejor. Una dieta alta en proteína, 2 g de proteína por kilo, ayuda a mejorar la sensibilidad a la insulina. Sé inteligente a la hora de elegir carbohidratos y opta por aquellos de carga glucémica baja o media, altos en fibra y libres de azúcar. Consúmelos en la mañana y después de entrenar pues en la noche la sensibilidad a la insulina es menor. Ingiere siempre el carbohidrato acompañado de proteína porque ella hace que el azúcar en la sangre sea más bajo, de alguna manera podemos decir que «detiene» el carbo. Buenas fuentes de carbohidratos pueden ser avena en hojuelas, camote, frutas, granos, quinoa, arroz integral. Apóyate muchísimo en los vegetales, con énfasis en la noche.

> Si ya fuiste diagnosticado con resistencia a la insulina, debes llevar una dieta baja en carbohidratos diseñada por un nutricionista de la mano con tu endocrinólogo.

> Incluye alimentos que mejoren la sensibilidad a la insulina y consúmelos cuando comas algo alto en carbohidratos. El vinagre (en especial de manzana), el té verde y la canela, por ejemplo, mejoran la habilidad que tiene el cuerpo de reservar los carbohidratos como glucógeno en lugar de grasa. El vinagre es muy bueno para mejorar la función pancreática, de manera que tu cuerpo libera menos insulina en respuesta al carbohidrato que consumiste.

> Suplementa y consume alimentos ricos en omega 3, cápsulas de aceite de pescado o linaza, nueces, salmón, sardinas, semillas de chía o linaza molida. Esta grasa es utilizada por el cuerpo para construir la capa lipídica exterior que protege las células, lo que mejora la sensibilidad que tienen estas ante la insulina. Evita a toda costa las grasas trans saturadas, margarinas, aceites vegetales parcialmente hidrogenados y frituras.

> Suplementa y aumenta los alimentos altos en magnesio. El magnesio es un mineral que afecta muchísimo la sensibilidad a la insulina, ya que actúa como un sensibilizador natural de la insulina. Además, ejerce efectos positivos sobre los receptores de insulina en cada célula del cuerpo. Alimentos como vegetales verdes, sobre todo de hoja, semillas de calabaza, almendras y brócoli son altamente recomendables.

> Aumenta el almidón resistente en tus carbohidratos. Este tipo de almidón no responde igual al almidón regular porque eleva menos el azúcar en la sangre. Cocina un carbohidrato, deja que se enfríe y luego vuelve a calentarlo, esto aumenta el contenido de almidón resistente. Este proceso cambia la estructura de los carbohidratos y la respuesta de glucosa en sangre se reduce notablemente.

> Cuida la cantidad de fructosa que consumes y no endulces con ella. El exceso de fructosa —en especial la que es añadida a los alimentos para endulzar— causa resistencia a la insulina y está

vinculada con el aumento de grasa abdominal. Aunque la fructosa es procesada por el hígado y no estimula la secreción de insulina como la glucosa, cuando se consume más fructosa que la que el hígado puede manejar, causa problemas metabólicos e interfiere con la señalización de la insulina. Sin mencionar que ese exceso se almacena en forma de grasa.

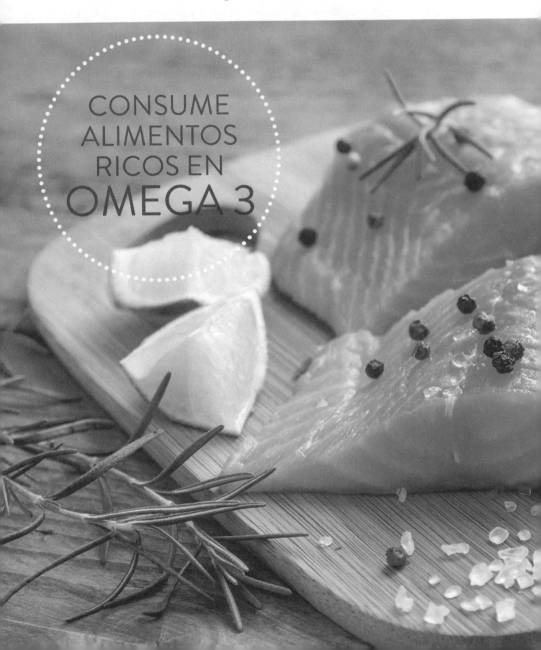

CONSUME ALIMENTOS RICOS EN OMEGA 3

La leptina

La leptina es una hormona secretada por el tejido adiposo una hora luego de que la insulina está elevada. Reduce el apetito, estimula la oxidación de grasa y mantiene el metabolismo acelerado.

Cuando consumimos carbohidratos en exceso la insulina está constantemente elevada y las células se hacen resistentes a ella, lo que provoca que segreguemos aún más insulina y por ende más leptina. El problema es que el hipotálamo se hace resistente a la leptina y nuestro apetito se incrementa notablemente, y además acumulamos más grasa debido a semejante desorden endocrino. Pero cuando eliminas por completo los carbohidratos de la dieta también disminuyen los niveles de leptina, ya que sin insulina no hay leptina. La idea es moderar mas no eliminar los carbohidratos. Debes elegir aquellos libres de azúcar (sacarosa) que sean de baja carga glucémica y comer más cantidad de proteína y grasas.

Como todas las hormonas, la leptina es bastante sensible y varias cosas la afectan, entre ellas:

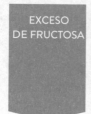

| EXCESO DE FRUCTOSA | CARBO-HIDRATOS SIMPLES | EXCESO DE CARBO-HIDRATOS ▼ MUCHA INSULINA | FALTA DE SUEÑO | MUCHO ESTRÉS |

¿Cómo elevar y mejorar niveles de leptina?

- Evita las harinas y minimiza los almidones.
- Consume proteína en cada comida, es primordial en el desayuno.
- Consume suficiente grasa, aproximadamente 60 g al día. Así le damos materia prima al cuerpo para fabricar hormonas.
- No comas tres horas antes de dormir.
- Duerme de seis a ocho horas.
- Suplementa con 1 o 2 g de omega 3 al día.

Testosterona, una hormona de la que debes estar pendiente

No importa si eres hombre o mujer, la testosterona es una de las hormonas más potentes e importantes a la hora de quemar grasa y aumentar masa muscular. Aunque los hombres tienen mucha más testosterona, las mujeres también tenemos y ambos nos beneficiamos de potenciar sus niveles de manera natural en el cuerpo. Es vital un balance adecuado entre testosterona y otras hormonas como el cortisol y la insulina para estar saludable y en forma.

Niveles de testosterona bajo en hombres y mujeres es una de las razones principales por las que cuesta perder grasa y aumentar masa muscular. Además, afecta significativamente el estado de ánimo.

Pero hay maneras simples de elevar y mejorar el balance de testosterona y otras hormonas involucradas en la pérdida de grasa. No hay necesidad de recurrir a la ingesta de testosterona y otras hormonas y anabólicos que pueden traer consecuencias realmente negativas e irreversibles.

* Mejora lo que estás comiendo

Evita el azúcar, las harinas refinadas y los alimentos procesados e inclínate por una alimentación que se apoye más en proteínas y grasas buenas con fuentes de carbohidratos naturales altos en fibra, vegetales, frutas, pensando siempre que el carbohidrato es gasolina y que por tanto debe ser utilizada. Cada vez que consumes alimentos altos en azúcar y carbohidratos refinados se eleva mucho la glucosa en sangre y se dispara la insulina, lo provoca que los niveles de testosterona disminuyan y que la capacidad para quemar grasa como combustible también se vea afectada negativamente.

La testosterona y otras hormonas involucradas en la pérdida de grasa se sintetizan y producen a partir de grasa (colesterol), por eso es importante incluir fuentes de grasa buena en la dieta porque el ambiente hormonal mejorará; además, eleva la testosterona y disminuye la insulina.

La protagonista es la proteína. Incluye una variedad en tu dieta (huevo, pechuga de pollo, lomo de res o cerdo, pescado) porque ayudan a controlar los niveles de insulina y grelina, esta última es la hormona que estimula el apetito.

Aunque la idea es que te apoyes más en las proteínas, las grasas y los vegetales, debes incluir carbohidratos de carga glucémica media-baja como avena, arroz integral, frutas, granos y camote para mantener a raya los niveles de cortisol, la hormona del estrés. Estos carbohidratos acompañados de proteína no disparan en gran medida los niveles de insulina como los carbohidratos refinados y el azúcar, sobre todo si los consumes en la mañana y después de entrenar intensamente. Las dietas que proponen eliminar por completo los carbohidratos también afectan negativamente los niveles de testosterona y traen consecuencias fatales. Como dicen por allí: «ni tan calvo ni con dos pelucas».

Hay alimentos específicos que por su alto contenido de zinc pueden ayudar a elevar la testosterona: ostras, nueces del Brasil, vegetales crucíferos como el brócoli (es fenomenal porque además controla el estrógeno) y hojas verdes como la espinaca, porque son altas en magnesio.

✳ *Síntesis de testosterona*

Hay micronutrientes que están directamente involucrados en la síntesis de testosterona y otras hormonas quema grasa: zinc, magnesio y vitamina D.

> Zinc. Es un mineral muy importante a la hora de incrementar la producción de testosterona y otras hormonas. Es vital.

> Magnesio. La deficiencia de magnesio en hombres y mujeres

está relacionada con el incremento de grasa corporal. Este mineral está directamente involucrado en la producción de testosterona en las células.

> ZMA. A mí me encanta este suplemento y lo tomo todas las noches. Es a base de zinc, magnesio y vitamina B6. Ayuda a mantener un balance de testosterona en el cuerpo y al mismo tiempo incide en la recuperación muscular y en la calidad del sueño. Cuidado, no eleva exageradamente la testosterona, sencillamente mejora los niveles dentro del rango normal. Este suplemento contiene un balance óptimo entre dos minerales vitales, zinc y magnesio, que no solo ayudan a mejorar la testosterona sino el funcionamiento de la tiroides y la sensibilidad a la insulina.

> Vitamina D. Debe estar presente para que las glándulas suprarrenales liberen la testosterona y es vital para evitar la aromatización de testosterona en estrógeno. De 1000-2000 IU al día son suficientes, esta vitamina no solo ayuda a elevar la testosterona de manera significativa sino que también ayuda a prevenir osteoporosis y diversos tipos de cáncer.

LA **VITAMINA D** AYUDA A PREVENIR **OSTEOPOROSIS** Y DIVERSOS TIPOS DE CÁNCER

✳ *Entrenar eleva la testosterona*

Una de las mejores formas de elevar los niveles de testosterona y otras hormonas que queman grasa es entrenar pesado e intenso, incluyendo siempre ejercicios compuestos que usen los músculos más grandes: sentadillas, peso muerto, levantamiento olímpico, desplantes/lunges, dominadas, etc. Levanta un peso que solo te permita completar 10 o 12 repeticiones. Trata de no descansar mucho entre cada serie para incrementar también la hormona del crecimiento y mantener aún más acelerado el metabolismo.

Haz intervalos de alta intensidad (HIIT) y *sprints* (correr a máxima velocidad). Los velocistas y quienes hacen regularmente *sprints* tienen mejor balance hormonal y pierden grasa con mayor eficiencia. Es unas de las formas más efectivas para quemar grasa protegiendo la masa muscular. Haz 10 *sprints* de 30 segundos (¡es correr a tu máxima potencia!) con 10 segundos de descanso entre cada uno. Cuando mejores tu resistencia y condición física trata de hacer 20 y luego 30, de tres a cuatro veces por semana, luego de tu entrenamiento. Además, los *sprints* son muy buenos para abdomen, piernas y glúteos.

✳ Evita los imitadores de estrógeno

Evita imitadores del estrógeno. No calientes la comida en envases de plástico que contengan BPA y evita el consumo de soya no fermentada: proteína aislada de soya (esos licuados de proteína a base de soya tan comunes en el mercado), carne de soya, uso habitual de leche de soya entre otros, este producto no es saludable si se usa regularmente. Los productos de soya que se recomiendan son los fermentados: tempeh, tofu fermentado y miso. El exceso de soya no fermentada incrementa los niveles de estrógeno, disminuye los de testosterona, y en el caso de las mujeres nos hace más propensas a cáncer de mama y endometriosis. En ambos casos también afecta negativamente los niveles de hormona tiroidea, y la tiroides regula el metabolismo, es de las glándulas más importantes.

Estas recomendaciones son para personas sanas (hombres y mujeres) que quieren mejorar su potencial para quemar grasa y aumentar músculo. Pero si eres hombre y tienes síntomas como baja libido, falta de energía, aumento de grasa corporal con énfasis en los pectorales, pérdida de masa muscular o caída del cabello, acude a un doctor porque necesitarás otras medidas para incrementar estos niveles.

La hormona del crecimiento

La llamada «hormona del crecimiento» (HCH, del inglés *human growth hormone*) ha causado una revolución controversial en los últimos años. Se han producido muchísimas discusiones y debates y la pregunta actual gravita en torno a si será bueno a largo plazo inyectarse esta hormona en su versión sintética. Unos aseguran que los miles de dólares que cuesta (la original) valen la pena; otros, más conservadores y precavidos, alertan que un individuo saludable y joven no debe recurrir a estas inyecciones como medio estético. Yo me incluyo en este grupo, ¡las hormonas no son suplementos! ¡Y con ellas no se juega! No es cualquier cosa lo que estás metiéndole al cuerpo. Es riesgoso, y con el pasar del tiempo puede traer consecuencias negativas.

Esta sustancia fue desarrollada sintéticamente para corregir deficiencias hormonales y de crecimiento, no fue formulada e inventada para personas sanas. Como en todo mercado, siempre hay quienes comercializan productos solo pensando en el dinero, pero lo cierto es que administrar hormonas a personas sanas puede traer riesgos de consideración. A la larga es posible que genere retención de líquidos, aumento del «azúcar» en sangre, trastornos en el funcionamiento de la glándula tiroides, acromegalia, aumento de la presión del líquido en el que está flotando el cerebro e incluso promoción del desarrollo de tumores. Además de que es sumamente costosa y solo funciona mientras te la estás inyectando. Apenas la paras, tu cuerpo vuelve a la normalidad.

¡LAS HORMONAS NO SON SUPLEMENTOS! ¡CON ELLAS NO SE JUEGA!

Lo que sí es seguro es que la hormona de crecimiento producida por nuestro propio cuerpo cumple un papel importantísimo, de vital trascendencia. La hormona del crecimiento se produce en la glándula pituitaria y se libera en la sangre en la noche durante el sueño profundo, como anabólico a nivel muscular y óseo, y catabólico en cuanto a la grasa, ya que fomenta la oxidación y la eliminación de la misma pues ayuda al cuerpo a utilizarla de forma más eficaz como fuente de energía. ¿Muy bueno para ser verdad? Algunos incrédulos dirán que sí, pero recientes y numerosos estudios han comprobado la eficiencia de esta hormona y el impacto que tiene en nuestro cuerpo.

La mala noticia es que a medida que envejecemos segregamos una cantidad menor de esta hormona, aproximadamente 20% menos cada década, lo que trae como consecuencias inevitables envejecimiento, pérdida de masa muscular, aumento de la grasa subcutánea y abdominal, disminución de la densidad ósea, entre otros. Por esta razón, diversos laboratorios han desarrollado la hormona del crecimiento en su versión sintética, que suministrada a través de inyecciones ha prometido resultados inmediatos en cuanto a pérdida de peso, rejuvenecimiento, etc. Este elixir de la eterna juventud es bastante costoso, sin mencionar las múltiples imitaciones que han surgido. Son contados aquellos que colocan la versión original y te alertan de los efectos negativos y las contraindicaciones.

No es un tema que pueda tomarse a la ligera. Si optas por arriesgarte e inyectarte, debes hacerte múltiples exámenes y ser consciente de que por vivir el hoy y el ahora estás poniendo en riesgo tu salud en el futuro.

Lo mejor es lo natural e ir por lo seguro. Hay formas de aumentar la cantidad de hormona del crecimiento que segregamos, y hay suplementos que actúan como precursores.

Los precursores de la hormona del crecimiento no contienen hormonas verdaderas, sino aminoácidos que estimulan la producción de HGH. Algunos aminoácidos que afectan los niveles de esta hormona son la L-glutamina, L-arginina, L-ornitina y L-lisina. El suplemento de ácido gamma-aminobutírico (GABA) actúa directamente sobre la pituitaria y estimula la producción.

AL ENTRENAR CON PESAS SE LIBERA HORMONA DEL CRECIMIENTO PARA ACTIVAR LA REGENERACIÓN MUSCULAR

Los niveles de hormona del crecimiento permanecen bastante bajos a lo largo del día y alcanzan su nivel máximo durante el sueño profundo, aunque se pueden crear picos más pequeños durante el día exponiendo el cuerpo a situaciones de estrés a través del ejercicio o el ayuno. El suplemento GABA protege la masa muscular del cuerpo cuando se ve sometido a dicho estrés, porque previene la descomposición muscular. También protege el nivel de glucosa almacenada evitando que el cuerpo la utilice para obtener energía y desviándola hacia el consumo de grasa con este fin. Con la planificación adecuada se puede incrementar el nivel de hormona del crecimiento a lo largo del día para aprovechar su doble cualidad: incrementar masa muscular y disminuir grasa corporal.

Al entrenar con pesas se libera hormona del crecimiento para activar los efectos anabólicos que conducen a la regeneración muscular. Alcanza un pico justo después del entrenamiento y se reduce gradualmente hasta su nivel normal en las horas siguientes a la sesión. Las últimas investigaciones afirman que un entrenamiento con alta intensidad y de altas repeticiones con muy poco descanso entre series es la forma más eficaz de aumentar el nivel de la hormona del crecimiento. Incrementar tan solo un poco nuestro nivel de HGH puede proporcionar grandes mejorías y beneficios, que como ya planteé, son, entre otros, ganar masa muscular, perder grasa, reforzar el sistema inmunológico, aumentar la libido y retardar un poco el envejecimiento.

Síndrome premenstrual

Sabes que viene, pasa todos los meses sin falta, es tu período o menstruación. ¿Tu período de qué? Depende de la mujer, puede ser de llorar, pelear, gritar, quejarse, consumir cantidades exageradas de chocolate o todas las anteriores. Sea cual fuere tu manifestación, te conviene mantener un bajo perfil. Nosotras estamos «bien» 20 días al mes, pero 10 días antes del período no somos nosotras mismas, podríamos llegar a convertirnos en unas lunáticas bipolares. Algo posee nuestro cuerpo y tenemos que asimilarlo. No es un invento, no es una leyenda urbana, es un hecho. Y no, amigo, no es nada más tu mujer, somos todas, así que las comparaciones y los chistes sobran.

Esa sensación de irritabilidad, rabia, depresión, desesperanza o tristeza viene de un desbalance hormonal que también genera retención de líquido, hinchazón, dolor de vientre, de cabeza, más apetito y ansiedad. ¡¿Quién no se vuelve loca con tanto?! Siempre le digo a mi esposo que él no duraría un día con el síndrome premenstrual, ni un solo día. Eso lo aseguro.

Sucede que las hormonas y sustancias químicas del cerebro se salen de control. La progesterona baja muchísimo y domina el estrógeno (de ahí la retención de líquido, la hinchazón, los dolores, etc.); la testosterona se eleva un poco y esto nos torna algo «agresivas»; la serotonina (sustancia química del cerebro que mantiene un estado de ánimo feliz); las endorfinas (sustancia química del cerebro que mantiene un estado de ánimo eufórico y animado); y el GABA (sustancia química que calma), todas estas hormonas y sustancias bajan y fluctúan mientras nos preparamos para la temible «visita». Y dada la sofisticada interacción que hay entre las hormonas y los neurotransmisores, corres con suerte si sales viva de esos días.

¿POR QUÉ NOS QUEREMOS COMER UN ELEFANTE UNA SEMANA ANTES DEL PERÍODO?

¿Y por qué nos queremos comer un elefante una semana antes del período? Veamos. Nuestro cuerpo quema de 100 a 300 calorías extra por día la semana antes del período. Cada vez que el cuerpo tiene que hacer algo fuera de lo «normal», gasta más energía (kcal). Esta es la razón por la que te da más hambre. Tu cuerpo busca reponer ese «extra» de gasto calórico.

Al mismo tiempo, los niveles de serotonina —el neurotransmisor de la felicidad y la calma— se desploman. Por eso en esos días nos sentimos más sensibles y malhumoradas. ¿Y qué eleva rápido la serotonina? Los carbohidratos, el azúcar, el chocolate... Por eso tu cuerpo te incita a comer y ansías más estos alimentos. ¿Y qué podemos hacer? ¡Ser inteligentes! Tu cuerpo puede decir misa, pero tú decides: ¡come sano! Aprovecha este «extra» que estás quemando para que cuando este período culmine te veas mejor. Incrementa grasas buenas como nueces y aguacate; ingiere más proteínas; come carbos moderadamente pero de calidad (avena, tortitas de arroz integral inflado, camote, frutas). ¿Y por qué no? 40 g de chocolate oscuro al día.

A medida que te acercas a tu período, los niveles de progesterona y estrógeno bajan, y esto causa cambios de humor y problemas para concentrarte. Una semana antes del período se incrementa la fatiga, la ansiedad, el dolor en los senos y la retención de líquidos. Podemos aumentar hasta 3 kilos en pura agua. Por ello, evitar la sal, los embutidos y los alimentos procesados una semana antes puede ayudar a disminuir esta incomodidad. Haz ejercicio estos días, deja de creer en leyendas urbanas. No estás enferma, más bien elevas endorfinas, mejoras la circulación, contrarrestas la retención de líquidos y te sientes mejor y con más energía. Y si a las calorías que quemas en el gimnasio le sumamos las calorías extra que estás quemando durante el período (porque tu metabolismo está más acelerado), puedes sorprenderte y perder algo de grasa estos días de síndrome premenstrual.

Aproximadamente 90% de las mujeres padecemos estos síntomas. Yo los padezco todos. Decir que hay una solución mágica es mentira; es algo fisiológico natural e inevitable, ¿qué hacer para aliviarlo? Tomar de 2 a 3 litros de agua, hacer ejercicio, comer natural y saludable con prioridad de vegetales y darle la espalda a la sal son las mejores recomendaciones. Algunos estudios han comprobado que suplementar con calcio y vitamina D ayuda a reducir los síntomas.

También hay recomendaciones para los hombres (¡es en serio!): no estreses a tu chica, esto empeora los síntomas porque se eleva el cortisol y bloquea aún más la progesterona. No le digas que se ve gorda o hinchada, si ella se queja dile algo para hacerla sentir mejor; si te pregunta si se ve gorda, dile que no. Mantén un perfil bajo, ni muy presente ni muy ausente. ¡Trata de ser un perfecto, compresivo y tranquilo caballero! Te aseguro que luego de esos 10 días ella te sabrá recompensar.

NO HAY SOLUCIÓN MÁGICA PARA EL SÍNDROME PREMENSTRUAL, PERO PODEMOS HACER MUCHAS COSAS PARA MEJORAR LOS SÍNTOMAS

La meta: *perder grasa*

Todos sabemos que para perder grasa debemos quemar más calorías de las que consumimos. Esto está basado en la primera ley de termodinámica que dice que la energía no se crea ni se destruye, solo se transforma. Lo que lleva a muchos a pensar que si se saltan algunas comidas, dejan de comer y ahorran calorías van a lograr mejores resultados. Pero es falso. Varios factores, además del número de calorías que consumes al día, inciden en la pérdida de grasa. No se trata de comer menos sino de alimentarte mejor.

Comer es una necesidad fisiológica, es vital para la supervivencia y tu cuerpo lo sabe. Cuando no comes suficiente tu metabolismo se torna más lento. Existe algo que se llama metabolismo basal, que son las calorías que quema tu cuerpo en mantenerte vivo, lo que consume en procesos vitales, y tendemos a subestimar este número. Cuando no comes suficiente y llegas a comer menos de 1200 calorías tu cuerpo entra en un estado de alarma, y va a comenzar ahorrar combustible y energía porque siente que no le estás dando suficiente. Y cuidado, al ahorrar energía quemas menos calorías diarias.

Otra cosa que puede suceder es que comiences a tener desequilibrios hormonales y metabólicos, y esto es grave porque las hormonas regulan todo. También comienzas a perder masa muscular y mientras menos músculo tienes menos calorías quemas al día y tu composición corporal desmejora notablemente. Todo esto afecta negativamente tu salud, hará que tengas efecto rebote y luego aumentes lo que perdiste y hasta más. Comenzarás a perder kilos pero que no van a provenir tanto de la grasa sino de la masa muscular. Recuerda que 1 kilogramo de grasa ocupa el doble de espacio que 1 kilogramo de músculo porque su densidad es diferente. Cuando pierdes kilos de músculo pierdes mucho peso pero pierdes poco en medidas, por eso el número en la báscula muchas veces es relativo... Por donde lo veas dejar de comer no es algo positivo ni recomendable. Se trata de mejorar los hábitos y perder grasa poco a poco de manera responsable, eficiente y sostenible en el tiempo.

✳ Estrategias para que tu régimen de pérdida de grasa se cumpla de forma más eficiente

Comienza por lo básico, es decir, compra solo alimentos saludables y retira o regala los alimentos y productos pecaminosos y tentadores de tu cocina. La fuerza de voluntad es limitada y está sobrestimada, y lo cierto es que en un momento de debilidad y cansancio puedes recaer si tienes la tentación a mano. Revisa estos consejos que aplico en mi hogar:

> Compra lo suficiente para una semana entera.
> No compres comida chatarra o golosinas con la excusa de «por si viene visita», «para cuando termine». Evita las tentaciones.
> Prepara comida con antelación. Puedes elegir dos días de la semana para cocinar grandes cantidades alimentos como pechuga de pollo a la plancha, huevos hervidos, avena cocida, arroz integral, vegetales horneados, vegetales al vapor, lava las lechugas, pica el pepino y el tomate y guárdalos en envases. Así vas a organizarte mejor y ahorrar tiempo, tienes todo a la mano y no improvisas.
> Si trabajas en oficina organiza tus comidas y meriendas la noche anterior en bolsas plásticas o envases. Ten siempre a la mano meriendas fáciles y portátiles como puñados (30 g) de frutos secos organizados en bolsitas, almendras, cacahuate natural, nueces. Ten manzanas, fresas y mandarinas lavadas (son fáciles de transportar). Lleva tu servicio de proteína en polvo en un termo de manera que solo tengas que agregar agua y batir. En envases pequeños con tapa coloca una o dos cucharadas de mantequilla de cacahuate o almendras, es la porción diaria recomendada; evita comer directamente del envase grande.
> Si buscas perder grasa simplifica lo que comes, no improvises ni inventes mucho, aunque no lo creas comer menos variado en este tipo de régimen es mejor. Simplificar tus opciones disminuye el margen de error y antojos, tienes mayor control y sabes cómo responde tu cuerpo ante la dieta de forma más eficiente. Recuerda que la pérdida de grasa es temporal, no vas a comer de este modo toda la vida, estás comiendo con un propósito: cambiar

composición corporal, y para ello debes ser disciplinado.

> Cambia el plan cada 3 o 6 semanas.

> Come siempre a horas fijas, a las mismas horas siempre, pequeñas comidas —siempre incluye proteína— cada dos o tres horas.

> No esperes tener mucha hambre para comer, anticípate. Cuando comes pequeñas comidas cada dos o tres horas no tienes tanta hambre, y como las comidas son pequeñas nunca estás demasiado lleno. De esta manera evitas darte atracones y comer de manera desesperada sin pensar.

> Si vas a salir a una fiesta o cena y no te toca tu comida trampa, come en casa primero. Si vas al cine lleva tus meriendas saludables. Tienes una meta y debes trabajar para lograr tu propósito. Haz lo necesario para alcanzar tus objetivos sin excusas.

> Trata de comer en la calle solo cuando sea tu comida trampa, de resto evítalo. Generalmente en los locales y restaurantes agregan más mantequilla, sal y condimentos a la comida. Además, no puedes controlar tanto las porciones y tus opciones son más limitadas.

> Mide tus progresos con fotos. Tómatelas siempre el mismo día a la misma hora, en traje de baño, una semanal. Toma tus medidas corporales con cinta métrica cada 15 días y si alguien puede medirte el porcentaje de grasa con un calibrador, mucho mejor. Lo ideal es perder de 2% a 3% mensual.

> Busca distracciones cuando sientas ansiedad. Mantén siempre contigo una botella de agua y chicles sin azúcar para cuando esto suceda.

> Involucra a tu familia, a los amigos y a tu pareja en este proceso. Habla con ellos para que te apoyen y ayuden.

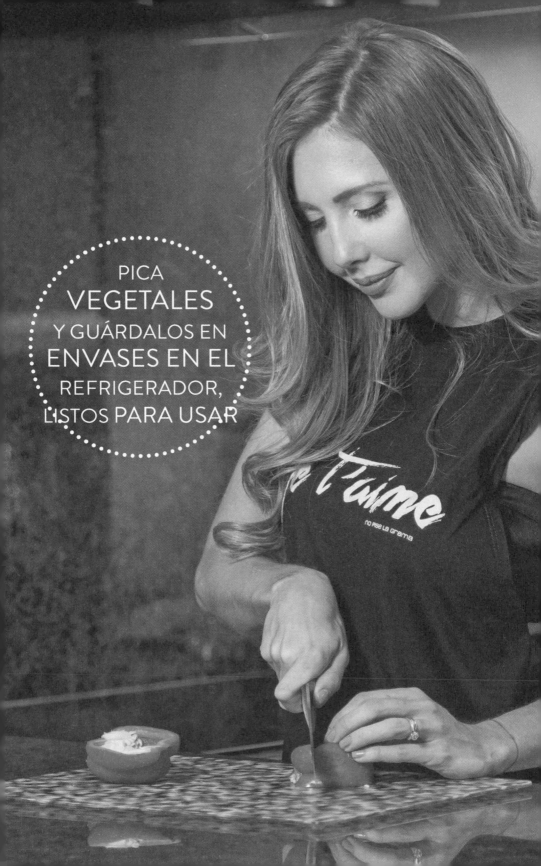

PICA
VEGETALES
Y GUÁRDALOS EN
ENVASES EN EL
REFRIGERADOR,
LISTOS PARA USAR

Mejoremos la composición corporal

Para hacer cambios que perduren en el tiempo, revisa estas recomendaciones que te harán mejorar tu composición corporal:

> No solo vigiles la cantidad de calorías, cuida la calidad porque todo lo que comes genera una respuesta hormonal y química en tu organismo. Tu cuerpo jamás responderá de la misma forma a 100 calorías de pan blanco que a 100 calorías de pechuga de pollo, la respuesta hormonal es totalmente distinta. Con el pan tendrás picos de insulina y cortisol, tu apetito se incrementará y forzarás tu cuerpo a un ambiente hormonal más propenso a acumular grasa. Las 100 calorías de pollo van a controlar las hormonas que regulan el apetito, controlará insulina, disminuirá el cortisol y regulará tus ganas de comer por mucho más tiempo. Además, 30% de las calorías de la proteína se pierden en la digestión, así que esta opción acelera tu metabolismo mucho más que el pan. Siempre opta por alimentos de calidad, no procesados en su mayoría. Recuerda también controlar las porciones.

> Consume fuentes de carbohidratos naturales de carga glucémica media o baja, altos en fibra y libres de azúcar añadida: arroz integral, camote, avena, frutas, quinoa o granos. Recuerda que el carbohidrato es gasolina que debe ser utilizada. Los mejores momentos para consumirlos cuando buscas perder grasa es en la mañana y justo después de un entrenamiento bien intenso. La cantidad de carbohidrato que puedes consumir depende de varios factores, principalmente el tipo de metabolismo. Una persona con un metabolismo acelerado puede comer mayor cantidad. Quienes tienen un biotipo endomorfo (metabolismo lento) tienden a aumentar grasa con facilidad y deben consumir menos carbohidratos. Hay personas más tolerantes a este macronutriente, con mejor sensibilidad a la insulina, y hay personas que no, que tienden acumular fácilmente grasa en el abdomen. Si te ubicas en esta última categoría, consúmelos solo en la mañana y al mediodía, no en la

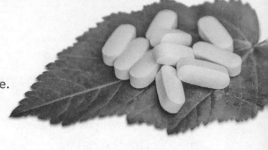

noche, aunque entrenes tarde. Si tienes una sensibilidad a la insulina pobre, de noche esta es aún menor. También depende de cómo entrenes. Hay personas que entrenan mucho más intenso y pesado que otras, hay personas que sobrestiman la intensidad del entrenamiento. Los hombres pueden comer más carbohidratos que las mujeres porque el ambiente hormonal de ellos es distinto y tienen el doble de masa muscular, por lo que tienen mayor capacidad de reserva en forma de glucógeno.

> Toma un multivitamínico con minerales para evitar deficiencias de vitaminas D, complejo B y vitamina C, y minerales como zinc, magnesio, calcio y hierro. Son vitales para un metabolismo saludable y para perder grasa de manera eficiente.

> Consume omega 3 diariamente, en cápsulas. Divídelo en tres dosis y tómalas con la comida. Ayudará a mejorar sensibilidad a la insulina, a que pierdas grasa de forma más eficiente y a optimizar el funcionamiento metabólico. Además, es muy saludable, ayuda a bajar triglicéridos, colesterol y mejora el estado de ánimo.

> Incluye el entrenamiento de fuerza con un peso significativo que te permita completar entre 12 y 20 repeticiones. Esto fortalece la masa muscular, ayuda a reparar y mejorar el metabolismo, mejora la composición corporal, el ambiente hormonal en tu cuerpo cambia y te convierte literalmente una máquina quema grasa. Quemarás más grasa como fuente de energía durante el día. Luego del entrenamiento de fuerza haz ejercicio cardiovascular, porque te ayudará a quemar más grasa y calorías. Varía el ejercicio cardiovascular: un día haz 45 minutos a una intensidad en la que se te dificulta mantener una conversación, por ejemplo: escaladora, elíptica, caminata en la caminadora (coloca un nivel de inclinación entre 10:15) o trota al aire libre, y al día siguiente haz intervalos intensos como correr un minuto, luego camina a paso rápido por dos minutos, luego vuelve a correr, y así sucesivamente. Las pesas y el cardiovascular son un matrimonio, se complementan, ambos

cumplen su papel, ambos son importantes. Si eres mujer, no te estreses porque las pesas no nos ponen grandes pues no tenemos suficiente testosterona para que eso suceda. Además, si estás en un régimen para perder grasa debes estar combinando con ejercicio cardiovascular por lo que es imposible que te pongas grande. Para que el músculo crezca significativamente necesitas que haya un excedente calórico en tu cuerpo, y este no es el caso. Las pesas moldean y esculpen tu cuerpo, evitan la flacidez y te hacen ver mucho mejor.

> En el día a día sé más activo que sedentario. Opta por subir las escaleras en vez de en el ascensor. Estaciona el carro lejos para que tengas que caminar más.

Si estás en la oficina, camina cada vez que puedas, habla por teléfono de pie. Tu cuerpo necesita estar en movimiento, para eso fue creado.

> Toma suficiente agua, la necesitas absolutamente para todo. Un cuerpo deshidratado no quema grasa con eficiencia. El agua ayuda a controlar el apetito, acelera el metabolismo, ayuda a evitar la retención de líquido y elimina toxinas, lo que disminuye la celulitis. Si haces ejercicio, multiplica tu peso en kilos por 60 y el resultado es el total de mililitros que debes consumir al día. Es importante distribuir el consumo durante el día. Por ejemplo, si pesas 60 kilos te toca consumir al día 3600 ml = 3.6 litros de agua. Lo mínimo recomendado al día son 2 litros, pero jamás un hombre grande y alto, tipo Shaquille O'Neal requiere la misma cantidad de agua que una mujer que mida 1.60. Los días que no hagas ejercicios puedes consumir de 2 a 3 litros.

> Duerme al menos 7 u 8 horas. Cuando no duermes tu cuerpo se estresa y esto afecta negativamente el ambiente hormonal y

el metabolismo, por lo que eres más propenso a comer más durante el día (sobre todo carbohidratos), tiendes a acumular grasa en el abdomen y tu sensibilidad a la insulina es menor.

> Aprende a conocer la manera en la que funciona tu cerebro para que reconozcas de manera más eficiente el hambre y la saciedad. Apóyate más en el consumo de proteínas y de grasas buenas, y evita los alimentos procesados y llenos de químicos. Incrementa de manera importante el consumo de verduras, sobre todo verdes.

> Cuando buscas perder grasa es mejor elegir una fuente de energía por comida, es decir, el carbohidrato es una fuente de energía que estimula directamente la insulina, la grasa también es una fuente de energía pero que no estimula la insulina. Si en una comida incluyes un alimento alto en carbohidrato (almidonado, con la fruta no aplica tanto), evita agregar la grasa. Y si consumes algo alto en grasa buena, evita el carbohidrato. Lo ideal es incluir el carbohidrato en el desayuno o en almuerzo como la fuente de energía principal, y en la tarde o en la noche la grasa es la fuente de energía preferida (aguacate, aceite de oliva, aceite de coco, frutos secos, etc.).

> Come de manera más inteligente para controlar mejor tus hormonas. Es mejor hacer comidas más pequeñas cada tres horas que hacer tres comidas grandes. Cada cuatro horas se eleva la hormona que estimula el apetito, y al comer cada tres horas la mantienes en un nivel normal. Comer comidas más pequeñas mejora el funcionamiento de la tiroides, y ella regula tu metabolismo. Incluir proteína en la comida de cada tres horas ayuda a regular la glucosa en sangre y a mantener los niveles de insulina. Cuando estos valores están bajo control tu apetito se mantiene a raya y quemas más grasa como fuente de energía. También distribuyes mejor las fuentes de energía y rindes más durante el día.

LO IDEAL ES INCLUIR EL CARBOHIDRATO EN EL DESAYUNO O EN ALMUERZO COMO FUENTE DE ENERGÍA PRINCIPAL

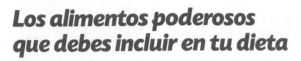

Los alimentos poderosos que debes incluir en tu dieta

Algunos alimentos están cargados con una cantidad enorme de nutrientes que te ayudan a mejorar tu composición corporal y a alcanzar tus objetivos. No son milagrosos y no van a hacer mucho efecto si llevas una mala alimentación, pero sí te darán una ventaja y un empujón cuando llevas una alimentación saludable. Los nutrientes de estos alimentos ayudan a mejorar composición corporal a través de los siguientes mecanismos:

> Incremento del gasto de energía. Tu cuerpo es capaz de regular la cantidad de calorías quemadas para lograr una mejor composición corporal. Por supuesto, esto se logra solo en el caso de que no estés abusando de las calorías ni estés saturando tu cuerpo con químicos y alimentos procesados de mala calidad. El aceite de pescado, por ejemplo, es muy eficaz en el aumento del gasto energético a través de algo llamado desacoplamiento de proteínas, lo que incrementa la termogénesis en los tejidos y hace que quemes más calorías.

> Menos absorción de grasa. La grasa que comemos no se absorbe en el cuerpo directamente, a menos que interactúe con una enzima llamada «lipasa pancreática». Algunos nutrientes inhiben la lipasa pancreática, haciendo que la grasa que comiste sea irrelevante.

> Disminuye el apetito. Ciertos alimentos aumentan los niveles de los transmisores químicos y hormonas que ayudan a controlar las ganas de comer, y a la vez mejoran la energía y la motivación. Alimentos como el té verde controlan la serotonina (da felicidad), el 5-HTP (mejora el humor y baja la ansiedad), la grelina (estimula el apetito) y la dopamina (da bienestar, energía y ánimo). Cuando todas están bajo control comes menos, o dicho de una manera más adecuada, comes lo necesario.

> Algunos nutrientes inhiben la acumulación de grasa. Algunos alimentos son altos en antioxidantes, que impiden que el cuerpo acumule grasa en exceso y disminuyen la inflamación.

Todos estos procesos dependen de ciertos hábitos: consumo suficiente de proteína, actividad física (pesas y ejercicio cardiovascular a intervalos intensos), buen manejo del estrés, una dieta compuesta 85% o 90% con productos naturales. Y, por supuesto, evitar alimentos como harinas refinadas, grasas trans, fructosa como endulzante, azúcar, refresco, etc., es de suma importancia.

He elaborado una lista de los alimentos que yo considero indispensables en la alimentación y que te recomiendo incluir a diario en tu dieta. Para ir aumentando masa muscular y perder grasa progresivamente tienes que incluir una variedad de vegetales, carbohidratos complejos, proteína, frutas y grasas buenas.

Las proteínas, como ya expuse anteriormente, ayudan a construir y mantener la masa muscular y a perder grasa; además, gracias a su efecto térmico, el consumo de proteínas acelera el metabolismo.

Las grasas buenas ayudan a controlar glicemia/insulina. Cuando no consumes suficiente grasa el cuerpo se aferra a la que tiene acumulada.

Los carbohidratos complejos son necesarios para darle gasolina a los músculos y entrenar con intensidad.

Los vegetales y frutas tienen todos los minerales y vitaminas que tu cuerpo necesita para funcionar óptimamente y mantenerte saludable.

Luego de estos recordatorios necesarios, veamos cuáles son esos alimentos que no deben faltar en tu cocina.

- **Cacao en polvo**. Alto en antioxidantes, regula la glicemia y la insulina, mejora la presión arterial, eleva la serotonina y baja los niveles de ansiedad.
- **Huevos**. Son una buena fuente de proteína. La yema contiene, además, vitaminas A, D y E. Un huevo tiene 7 g de proteína y ayuda a elevar la testosterona. Consume una yema y de resto solo opta por las claras.
- **Salmón**. Tiene 20 g de proteína en 100 g y es una de las mejores fuentes de omega 3.

- **Fresas**. Son altas en vitamina C y un potente antioxidante. Además, aportan fibra y son bajas en calorías.
- **Aceite de pescado (cápsulas de *fish oil*)**. Acelera el metabolismo, ayuda a aumentar masa muscular, reduce la inflamación en las articulaciones y la piel, ayuda a perder grasa y eleva la testosterona.
- **Chía**. Estas semillas retienen 6 veces su peso en agua, por lo que son geniales para controlar el apetito. Son altísimas en calcio, gramo por gramo tienen más que los lácteos, y son altas en fibra y omega 3.
- **Linaza**. Es una fuente de proteína, fibra y omega 3. Puedes optar por la linaza molida y agregarla a preparaciones con avena, a los panqués, a las arepas, a la *whey protein*, etc.
- **Aceite de oliva**. Aporta grasas buenas, ayuda a prevenir el cáncer, enfermedades cardiovasculares y controla los niveles de insulina. Utilízalo crudo en ensaladas, una sola cucharada. Controla la cantidad pues una cucharada tiene 140 calorías.
- **Nueces mixtas** como almendras, cacahuate natural, avellanas, nueces y las mantequillas realizadas con estas (sin azúcar o aceite). Aportan fibra, vitamina E, potasio, zinc y proteína. Ayudan a controlar el apetito y la insulina.
- **Brócoli**. Es uno de los vegetales con más propiedades anticancerígenas. Es alto en fibra y bajo en calorías, un alimento ideal para la pérdida de grasa.
- **Espinaca**. Tiene muchísimos nutrientes, es baja en calorías y es uno de los alimentos más alcalinos que existe. También es una fuente importante de calcio y ácido fólico.
- **Carne roja magra**. Es muy buena para aumentar masa muscular y es una gran fuente de creatina, zinc, hierro y vitamina B 12.
- **Pechuga de pollo o pavo baja en grasa**. El pollo magro y el pavo son una gran fuente de proteína, ayudan a aumentar masa muscular, a controlar el apetito y a acelerar el metabolismo.
- **Quinoa**. Es un pseudograno altísimo en fibra y proteína (tiene

todos los aminoácidos esenciales), mucho más que otros granos integrales. Además, es libre de gluten.

- **Toronjas**. Son altísimas en vitamina C y contienen naringina, un componente que ayuda a bajar los niveles de glicemia e insulina y a perder grasa.
- **Tomates**. Son altos en el antioxidante licopeno, que ayuda muchísimo a prevenir el cáncer, sobre todo el de próstata. El tomate cocido es aún más efectivo. Es alto en potasio, por lo que contrarresta la retención de líquidos. Los que tienen color anaranjado son altos en caroteno. Tienen bajo índice glucémico y son una fuente ideal de carbohidrato.
- **Manzana**s. Son altísimas en pectina, una fibra que incrementa mucho la sensación de saciedad. Son alta en antioxidantes, sobre todo en quercitina.
- **Té verde**. Es un gran antioxidante. Las catequinas del té verde activan la termogénesis y ayudan a quemar grasa como combustible. Según un reportaje de *American Journal of Clinical Nutrition*, acelera el metabolismo hasta 43% en el día. Ayuda a estabilizar los niveles de insulina, es un gran diurético y también actúa como supresor del apetito. El té verde realmente bueno es el de hoja, no el que viene comercializado en bolsitas o en bebidas ya preparadas.
- **Agua**. Es el principal componente de nuestro cuerpo, cerca de 70%. Cada vez que tomas agua tu metabolismo se acelera, eliminas toxinas, incrementas la oxidación de grasa y la síntesis de proteínas, y controlas el apetito. Es fundamental que nos mantengamos bien hidratados. Tienes que considerar tu pérdida de líquidos para calcular cuánto consumir. Yo recomiendo 3 litros de agua al día.

¿Crudo o cocido?

¿Será inteligente consumir absolutamente todos los alimentos crudos en lugar de cocidos? Pues no. Algunos alimentos son mejores crudos y otros son mejores cocidos.

Los vegetales tienen cientos de fitoquímicos, antioxidantes y nutrientes que tienen propiedades anticancerígenas y protegen de múltiples enfermedades. En ciertos alimentos algunos componentes se destruyen con la cocción y en otros los efectos se potencian e intensifican.

Por ejemplo, los tomates y el pimentón rojo son altos en un antioxidante llamado licopeno que ayuda a prevenir el cáncer y otras enfermedades. Para el cuerpo es más fácil utilizar este antioxidante cuando está cocido e incluso más si se acompaña de alguna grasa buena como aceite de oliva, aguacate o aceitunas.

Hay vegetales como el brócoli o el coliflor que son buenos en ambas formas pero mejor aún crudos, pues cuando los cocinas mucho destruyes el sulforafano, un compuesto con efecto antioxidante que podría modificar la expresión de algunos genes implicados en el control del cáncer. Igual pasa con la col y la col rizada (kale), el problema es que estos alimentos son muy difíciles de digerir y pueden causar molestias gastrointestinales si se consumen crudos.

Otro alimento con doble cara es la zanahoria, en su forma cruda aporta más polifenoles, que son antioxidantes que previenen enfermedades cardíacas y el cáncer, y tiene menor carga glucémica, pero cuando las hierves destruyes los polifenoles, elevas la carga glucémica y al mismo tiempo también se minimiza la vitamina C. Cuando la cocinas horneada se potencia el betacaroteno, que es otro antioxidante superpotente que el cuerpo convierte en vitamina A.

La espinaca, los espárragos, los hongos y el pimentón son vegetales que aportan más beneficios cocidos que crudos. Tienen más antioxidantes disponibles de esta forma.

Entonces, ¿qué hacer? Comer los vegetales en ambas formas, tanto crudos como cocidos, y preferir como método de cocción el vapor pues esta técnica permite que se conserven más las vitaminas hidrosolubles como la vitamina B y C. También hornearlos preserva mayor contenido de antioxidantes. Desde todo punto de vista, lo peor es hervirlos. Si tienes gastritis o colon irritable consulta con tu doctor cuál es la mejor opción para ti.

PREFIERE LA COCCIÓN AL VAPOR PUES PERMITE QUE SE CONSERVEN LAS VITAMINAS

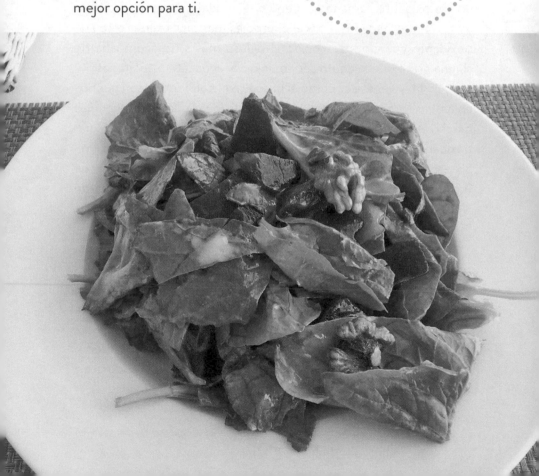

La industria de alimentos contra la pared

Muchos fabricantes de alimentos están comenzando a llegar al límite legal de lo que se considera real y lo que no. Parte de la industria ha aprovechado este nuevo boom de comida saludable y *fitness* para mercadear sus productos con publicidad engañosa, disfrazando alimentos no tan buenos con palabras que confunden: «natural», «alto en vitaminas», «antioxidantes», o colocan «bajo en grasa», «*light*», «orgánico», etc.

La comida procesada es comida procesada aunque sea con ingredientes orgánicos. Veamos un ejemplo: la harina refinada puede ser orgánica, el azúcar puede ser azúcar de caña orgánica, pero sigue siendo azúcar y sigue disparando los niveles de insulina en sangre. Muchos ingredientes naturales pueden perjudicarte, así que no caigas en frases como «bajo en grasa» (*low fat*). Generalmente, cuando le bajan la grasa a un producto incrementan el contenido de azúcar para no desmejorar el sabor. Cuando un producto dice «*light*» solo significa que tiene 30% menos calorías que la versión original, no significa que es libre de azúcar o grasa o que sea bueno.

Los fabricantes de alimentos tienen mucha libertad para colocar lo que quieran en el frente de los envases o empaques de alimentos, pero son regulados mucho más estrictamente cuando se trata de la etiqueta de los alimentos en la parte posterior, la ficha nutricional.

Partamos de que debes aprender a voltear el empaque y buscar las letras pequeñas. Identifica la lista de ingredientes, deben estar ordenados por peso de mayor a menor. De lo que más tiene, va primero, así que si el primer ingrediente es harina, ese producto no es del todo bueno. Si su primer ingrediente es azúcar (que tiene muchos nombres:

«BAJO EN GRASA», «LIGHT» Y «ORGÁNICO» NO SIEMPRE QUIERE DECIR «MEJOR»

sacarosa, glucosa, fructosa, jarabe de maíz –*corn syrup*–, dextrosa, maltodextrina, etc.), aún peor. Fíjate siempre en los gramos de azúcar que contiene, que tenga un solo dígito de azúcar en gramos y no dos.

Lo realmente natural contiene un solo ingrediente, alimentos que prácticamente no han tenido casi intervención industrial, avena en hojuelas, pollo, camotes, lentejas, brócoli, manzana, aguacate, huevos, etc. Procura, como ya he planteado antes, que 85% o 90% de lo que consumes sea este tipo de alimentos. De esta forma estás garantizando que la mayoría de las cosas que consumes son sanas y ayudarán a mejorar tu composición corporal y tu salud en general.

LEE BIEN LAS ETIQUETAS Y CUIDA LO QUE CONSUMES

Es muy importante leer detalladamente la lista de ingredientes, pues algunos productos mezclan harina refinada con harina integral para minimizar costos de producción. Si lees en una lista de ingredientes «harina fortificada o harina enriquecida de trigo», se trata de harina blanca. Lo ideal es que diga «harina integral de trigo». Otras opciones aún mejores son la harina de avena o la harina de arroz integral. Siempre es mejor elegir fuentes de carbohidratos complejos de carga glucémica media como granos y leguminosas, camote, avena, arroz integral o salvaje, quinoa, etc.

Evita el azúcar refinada como la sacarosa, azúcar de caña (*cane juice*), jarabe de maíz alto en fructosa, dextrosa, fructosa, glucosa o azúcar invertida. Si compras un producto procura que tenga solo un dígito de azúcar, menos de 10 g, y si buscas perder grasa lo recomendable es que tenga menos de 6 g. Si el producto es orgánico y tiene azúcar «orgánica», recuerda que sigue siendo azúcar. A tu cuerpo no le importa si es orgánica o no. Y trata en lo posible de endulzar con stevia.

Hablemos del gluten

Hoy en día escuchamos la palabra gluten por todos lados. Evitar el gluten se ha convertido en un gran negocio. La venta de productos libres de gluten se han disparado de manera impresionante y cada vez hay más productos «*gluten free*»: pastas sin gluten, panes, galletas, tortas sin gluten, harinas, etc.

 ## ¿Qué es el gluten? ¿Cómo reacciona el cuerpo cuando se lo consume?

El gluten es una proteína que se encuentra en el trigo, la cebada y el centeno; en la avena hay un tipo de proteína más suave llamada avenina, algunos celíacos la toleran, otros no. Hay opiniones encontradas en este tema, muchos afirman que los procesos inflamatorios y de intolerancia que tienen ciertas personas hacia la avena se debe a la contaminación cruzada que puede tener con el trigo. El gluten también está presente en muchos productos procesados. Es lo que le da elasticidad a las masas y productos horneados y lo que le produce esa sensación rica al masticar. Es decir, el gluten no es algo que engorda —como el azúcar—, es sencillamente una proteína.

¿Pero quiénes lo deben evitar a toda costa? Las personas celíacas. La condición celíaca es un trastorno o enfermedad autoinmune y quienes la padecen sufren una cascada de reacciones desagradables y desfavorables si consumen algo con gluten: mala absorción de nutrientes, cólicos y mucho dolor, daño al intestino delgado, diarrea, fatiga, distensión abdominal e incluso anemia. La enfermedad celíaca es muy común. No hay cura ni medicamentos para tratarla y solo se puede controlar con una dieta libre de gluten.

Pero la verdad es que no necesitas tener celiaquía para evitar el gluten. Con esto quiero decir que hay mucha gente que es sensible al gluten y que experimenta síntomas parecidos a quienes padecen celiaquía. Evidentemente, las reacciones se producen en menor grado que en una persona que padece la enfermedad, pero igual representan una molestia. Si sientes que tienes algunos de los síntomas de este trastorno haz una cita con un doctor y solicita un examen de sangre que determine si eres celíaco o si sencillamente tienes una sensibilidad. Por ejemplo, puede que una persona celíaca no pueda consumir avena, pero una persona que solo es sensible al gluten quizás puede consumirla porque la avenina es una proteína mucho más suave.

Hay muchas teorías referentes al gluten. Hay quienes dicen que llevar una dieta libre de gluten aun cuando no eres sensible o intolerante te puede ayudar a tener más energía y a perder grasa con mayor facilidad. Estas teorías apoyan la versión de que los humanos no evolucionamos con la capacidad de digerir ciertos alimentos procesados que contienen gluten y que nuestra composición corporal y salud mejora sin él. Lo cierto es que todavía no hay evidencia científica sólida y definitiva para apoyar la afirmación de que evitar el gluten conduce a beneficios para la población en general. Por ello repito mi máxima preferida: «lo más importante es que aprendas a conocer tu cuerpo y que te conectes con él». Solo analizando cómo te sientes después de comer ciertos alimentos podrás entender tu universo corporal.

Ahora, evitar el gluten muchas veces te puede ayudar a perder grasa, pero no por las razones que piensas. Lo cierto es que las dietas sin gluten nos llevan a alejarnos de muchos carbohidratos simples y procesados como la harina de trigo y otras harinas refinadas, es decir pan, pizza, panqués, *waffles*, pasteles, productos de repostería, etc.

Pero también sucede que muchos se dejan llevar por el mercadeo y aumentan de peso llevando una dieta libre de gluten pues, irónicamente, este auge de la dieta libre de gluten ha llevado a las industrias alimentarias a sacar productos que no son saludables pero sí libres de gluten. Hay versiones *«gluten free»* de todo tipo: pizzas, pan, dulces, galletas, en presentaciones que contienen las mismas calorías y a veces tienen más grasa y azúcar. La ecuación «libre de gluten» = saludable no es siempre cierta, y quienes confían en ella consumen más cantidad de estos productos de los que consumirían en su versión original, lo que los conduce a un aumento de grasa corporal.

¿Qué hacer? Pues si eres intolerante, sensible o sencillamente quieres seguir una dieta libre de gluten porque sientes que con una alimentación hipoalergénica tienes más energía y menos problemas gastrointestinales, ¡hazlo! Pero con alimentos naturales: camote o papa dulce, plátano, arroz integral, leguminosas como lentejas, garbanzos y frijoles, quinoa, arroz salvaje, amaranto. Son fuentes de carbohidratos complejos libres de gluten, altos en fibra y muy saludables. Y, por supuesto, complementa con muchas verduras, semillas, frutos secos, proteínas magras animales y frutas.

APRENDE A CONOCERTE, CONÉCTATE CON LO QUE TE DICE TU CUERPO

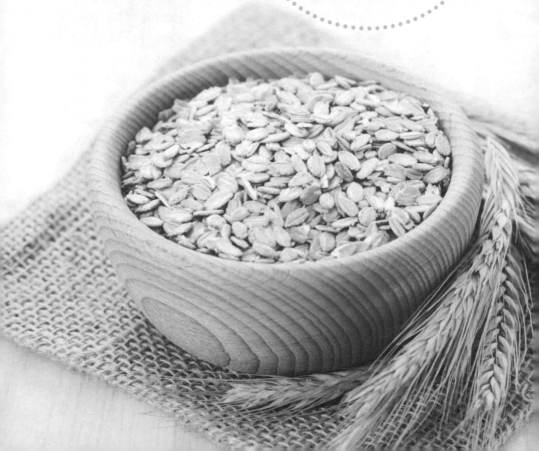

Combinaciones poderosas

Veamos otras recomendaciones que puedes sumar a tus hábitos saludables y que te van a ayudar a quemar calorías. Por supuesto, estos consejos no reemplazan ningún medicamento que estés tomando ni hacen milagros. Es un conjunto de muchos factores que cuando tomas buenas decisiones y optas por lo más saludable, funciona.

> Aceite de pescado omega 3 y CLA (ácido linoleico conjugado). Mejoran la sensibilidad a la insulina. Se encargan de construir la capa externa de las células, lo que las hace más receptivas a la insulina. También ayudan a disminuir la inflamación y los niveles de cortisol, hormona del estrés que hace que acumules más grasa abdominal y eleva la insulina. Una de las mejores cosas que tiene este combo es que estimula la termogénesis, es decir, las calorías que quemas, ya que incrementa la actividad de las proteínas desacoplantes (UCP1 y UCP3). La proteína desacoplante-1 (UCP1) incrementa el gasto energético y quemas más calorías. Y la proteína desacoplante-3 (UCP3) facilita la combustión de ácidos grasos en la cadena respiratoria mitocondrial. En términos más simples, la grasa acumulada está formada por ácidos grasos, y cuando decimos que quemamos grasa es cuando los ácidos grasos, con ayuda de la L-carnitina, viajan a la mitocondria para transformarse en gasolina y producir energía. Imagina que la mitocondria es como una fábrica que quema grasa y genera energía. Al elevar de UCP3 disminuye la grasa corporal y aumenta la sensibilidad a la insulina y baja la glucosa en sangre.

> Té verde y yerba mate. Ambos tienen niveles muy elevados de catequinas, antioxidantes que estimulan la pérdida de grasa y que inhiben la lipasa, por lo que disminuyen la absorción de grasa. También incrementan el gasto energético, mejoran el funcionamiento hepático, ayudan a que tu cuerpo prefiera usar la grasa como fuente de energía en lugar de los carbohidratos.

> Picante. El picante, como la pimienta cayena, el jalapeño, los chiles picosos, etc., tienen un componente bioactivo llamado capsaicina que ayuda a quemar más calorías y grasa y disminuye el apetito.

> Carne de res magra, huevos, whey protein. Estos alimentos aportan glutamina y L-carnitina. También puedes tomarlos en forma de suplemento, en especial si entrenas. Ayudan a perder grasa, aceleran el metabolismo, disminuyen notablemente la ansiedad por los carbohidratos y mejoran la concentración. La glutamina es muy buena para reparar el tejido muscular y para disminuir la ansiedad por los carbohidratos. La carnitina incrementa la oxidación de grasa porque, como ya hemos visto anteriormente, es la encargada de transportar los ácidos grasos hacia la mitocondria para que sean utilizados como fuente de energía. Ella funciona muchísimo mejor en combinación con omega 3.

> Canela y cúrcuma. La canela mejora la sensibilidad a la insulina y baja la glucosa en sangre. Al controlar la insulina y no permitir que se eleve demasiado quemas grasa con más eficiencia. Cuando la insulina está muy alta no quemas grasa, la acumulas. La cúrcuma mejora la actividad de la enzima implicada en la oxidación de grasa y además tiene propiedades anticancerígenas y antiinflamatorias.

> Semillas de linaza, chía, pepitas de calabaza, semillas de girasol y sésamo. Además de ser muy saludables y de que aportan fibra y grasas buenas, la mayoría contiene una buena dosis de zinc, mejoran el funcionamiento y ambiente hormonal y también tienen componentes que ayudan a eliminar el exceso de estrógeno en el cuerpo.

> Ajo. Mejora el sistema inmunológico y aumenta el gasto calórico. El ajo también mejora el flujo sanguíneo y disminuye el riesgo de enfermedades del corazón porque baja los triglicéridos y el colesterol.

> Jengibre. Tiene un efecto similar al del picante, incrementa la termogénesis y también disminuye el apetito. Procura consumir la raíz de jengibre rayado, no el que viene en polvo.

El arte de las especias: comer saludable no es aburrido

Seguramente has escuchado muchas veces que «comer saludable es aburrido y desabrido». ¡No es cierto! Creo que las personas que dicen esto no lo han intentado del todo bien y han escogido malas opciones. Es obvio que si solo te dedicas a comer pollo a la plancha y vegetales hervidos te vas a aburrir, pero con imaginación y creatividad puedes darle la vuelta a muchos platos.

Inventar recetas muy saludables pero superdeliciosas es posible. Solo hay que aprender el arte de utilizar y combinar las especias y condimentos pues estos pueden transformar notablemente cualquier preparación. Hay un sinfín de combinaciones que puedes hacer y las especias tienen muchas propiedades: son desintoxicantes, antioxidantes, algunas tienen efecto termogénico (queman calorías) y otras suprimen el apetito (como el picante, la pimienta, la cayena, el jengibre); otras bajan la glucosa en sangre (como la canela) y unas refuerzan el sistema inmunológico (como el ajo).

Revisa esta lista de especias y condimentos que no deben faltar en tu despensa pues le darán mucho sabor a tu comida. La gran mayoría las puedes conseguir en cualquier supermercado y te ayudarán a darle sabor a tus proteínas (pollo, pescado, carne, huevos), a tus ensaladas y vegetales, ya sean cocinados al vapor o rostizados. El costo no es elevado y puedes preparar platos con sabor internacional.

ESPECIAS

• Chile en polvo	• Comino	• Albahaca	• Hojuelas de chile picante
• Cúrcuma	• Pimienta cayena	• Perejil	(*red pepper flakes*)
• Ajo	• Orégano	• Curry	• Jengibre

CONDIMENTOS O ADEREZOS

• Limón	• Aceite de oliva	• Sal marina
• Vinagre de manzana	• Aceite de ajonjolí	• Sal rosada del Himalaya
• Vinagre de arroz	• Aceite de coco	(con moderación)

✳ *Explora estas combinaciones*

> **Toque italiano**. Ajo machacado (2 dientes), 1 cucharadita de albahaca y 1 cucharadita de orégano. Si quieres hacer una salsa, agrega una lata pequeña de tomates.

> **Sabor hindú**. 1/2 cucharadita de cúrcuma, 1 cucharadita de comino y 1/2 cucharadita de curry en polvo.

> **Picor mexicano**. 1 cucharada de polvo de chile y un limón.

> **Sabor oriental**. 1 cucharadita de jengibre, 1/2 cucharadita de salsa de soya baja en sodio, 2 cucharadas de vinagre de arroz y 1 o 2 dientes de ajo machacados.

> **Gusto griego**. 2 cucharadas de aceite de oliva, jugo de limón y 1 o 2 cucharadas de orégano.

> **Dulce sabor**. Las preparaciones dulces acompáñalas de vainilla, canela o nuez moscada.

COMBINAR ESPECIAS Y CONDIMENTOS ES UN ARTE QUE FAVORECERÁ TUS PREPARACIONES SALUDABLES

EL MÉTODO DE COCCIÓN: UN FACTOR CRUCIAL PARA LOGRAR BUENOS SABORES

El método de cocción también influye en qué tan ligero y saludable es un plato. Prefiere la comida al horno o a la plancha (en una buena sartén de teflón o cerámica). También puedes preparar comida al vapor o a la brasa.

El tomate y la calabaza (auyama o zapallo) son excelentes para hacer salsa cremosas. El poro, la cebolla, el cebollín, el pimiento y el ajo son aliados para el buen sabor.

Las meriendas fitness

Partamos de algo fundamental, las meriendas son necesarias, importantes y básicas si queremos que nuestro cuerpo viva un ambiente hormonal equilibrado. En la mañana y en la tarde está ese breve espacio entre las dos comidas principales en las que nos provoca comer algo. Y es normal, pues cada cierto tiempo se produce una baja en la glucosa y esto incrementa nuestras ganas de comer. Es por eso que la recomendación es controlar nuestro apetito comiendo cada tres horas. Así mantenemos a raya la hormona grelina, que es la hormona que estimula el apetito.

Veamos unas meriendas básicas. A partir de estas opciones puedes idear muchas más. Todas las que sugiero tienen menos de 200 calorías y las escogí con base en el buen sabor, el aporte nutricional, la practicidad y el poder saciante. Las meriendas que llevan frutas recomiendo consumirlas a media mañana, sobre todo si buscas perder grasa.

> Yogur griego y almendras. El yogur griego tiene aproximadamente el doble de la proteína de yogur regular y tiene menos lactosa. Asegúrate de que sea natural y sin azúcar añadida. Recomiendo 3/4 de taza aproximadamente. Las almendras son una buena fuente de grasa saludable. Ayudan a controlar el apetito, pero cuidado, son altas en calorías así que debes controlar las porciones. Si las comes con yogur no consumas más de 15. Si las comes solas, 25.

> 3 huevos hervidos (1 con yema y 2 sin ella) con 1 manzana. El huevo completo tiene mala reputación injustificadamente. Si llevas una dieta limpia y balanceada, las yemas con moderación no te hacen propenso a problemas cardíacos. Además, la mitad de la proteína de un huevo está en la yema, sin mencionar que es alta en vitamina D y en colina. El huevo completo llena mucho más que solo la clara. La manzana es una de las frutas que más llena por su alto contenido de pectina, una fibra con gran poder saciante. Este combo va a mantener tu apetito a raya por un buen tiempo.

> *Isolate whey protein* con 1 cucharada de mantequilla de cacahuate natural. Puedes mezclar la proteína con la mantequilla de cacahuate, leche de almendras y hielo en la licuadora y tendrás un licuado verdaderamente rico. O también puedes comer las dos cosas por separado. A mí en lo particular a veces me encanta comerme la mantequilla de cacahuate sola como un postre. La combinación de proteína y grasas buenas controla muchísimo el apetito, ayuda a nivelar glucosa en sangre, tiene un gran poder saciante y acelera el metabolismo.

> 1/4 de taza de cacahuate natural y 1 taza de fresas. Las fresas son una de las frutas más amigables cuando buscas perder grasa, y también una de las más saludables. Tienen muchísima fibra, poca azúcar y calorías, y son una bomba de antioxidantes. El cacahuate aporta grasas buenas que ayudan a controlar el apetito. Esta es una supercombinación para estar satisfecho y en forma.

¡Y SIGO CON ANSIEDAD!

¿Ya hiciste tus cinco o seis comidas del día y todavía tienes ansiedad? Asegúrate de estar bien hidratado. No esperes a tener sed para tomar agua, porque ese ya es un signo de deshidratación. La gelatina de dieta sin azúcar es una buena opción, aporta muy pocas calorías, es básicamente proteína y agua, y puedes comerla a cualquier hora.

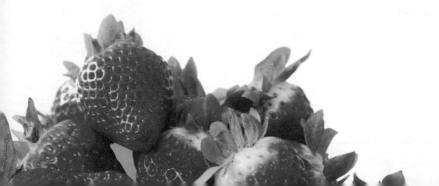

El apetito: conoce tu organismo y dale lo que necesita

Si quieres comenzar a frenar esos terribles ataques de ansiedad puedes empezar por revisar estas recomendaciones.

> No te saltes el desayuno. El desayuno es la comida más importante del día, es la comida que activa el metabolismo y mantiene los niveles de azúcar estables. Si te saltas esta comida tu glucosa en sangre baja demasiado y tus ganas de comer se incrementan. No desayunar te descontrola en muchos sentidos. Generalmente quienes no desayunan comen más en la noche, especialmente carbohidratos, y de noche es cuando más debemos cuidarnos porque la sensibilidad a la insulina es pobre y solemos estar más sedentarios. Es necesario incluir proteínas, por ejemplo huevo, pues así controlarás aún más el apetito durante el día.

> Come más despacio. Este es un truco básico dado que está basado en la fisiología de nuestro cuerpo. Comer despacio le da a tu cerebro el tiempo necesario para reconocer que se está saciando.

> Come alimentos que provean más saciedad durante las primeras comidas del día. Las frutas y vegetales fibrosos son opciones densas en micronutrientes y bajas en calorías que proporcionan una mayor saciedad, y mantienen los niveles de energía estables.

> Evita la deshidratación. Muchas veces no distinguimos entre hambre y sed. Los síntomas del hambre y de la deshidratación son muy parecidos, por lo que es fácil confundirlos. Cuando estás deshidratado te falta energía, te sientes soñoliento. Así que cuando sientas ganas de comer y no hayas ingerido agua durante un tiempo, toma un vaso de agua primero. La sed ya es un indicador de deshidratación. Además, cada vez que tomas agua aceleras el metabolismo. Todos los procesos en nuestro cuerpo requieren de agua, incluso la oxidación de grasa. Los beneficios de mantenerse bien hidratado son numerosos, y ade-

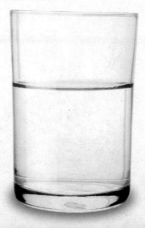

más mantener un buen volumen de líquido en el estómago mientras comes puede ayudarte a sentirte mucho más satisfecho.

> Mantén tu mente alejada de la comida. Parece bastante obvio, pero cuando sientes que estás a punto de un ataque de hambre lo último que quieres es pasar cerca de una panadería donde acaba de salir el pan recién horneado. Trata de mantenerte lejos de esas tentaciones y con la cabeza ocupada en otros asuntos, de ese modo evitas caer en tentaciones.

> Planea tu alimentación. Para muchas personas el hecho de contar con un plan nutricional donde el número de comidas y el menú ya están definidos les evita ir a la cocina a buscar algo que picar.

> Come pequeñas comidas cada 3 horas. La hormona que incrementa tu apetito, la grelina, se eleva luego de 3 horas sin comer. Al comer cada 3 horas la controlas y al mismo tiempo estabilizas la glucosa en sangre y esto regula aún más tu apetito. Y aunque sé que lo repito, es con intención de que termine grabándose en tu mente: asegúrate de incluir proteína en cada comida y si ingieres carbohidratos procura que sean altos en fibra. Además, cerciórate de estar comiendo suficientes vegetales.

> Consume suficiente proteína y grasas buenas. Además de incluir proteína en todas tus comidas, procura no descuidar las grasas —pero controla la porción que consumas— al menos tres veces al día.

> Evita las calorías vacías, es decir, no tengas opciones poco saludables cerca de ti. ¿Por qué hacerte un daño a ti mismo? Una vez que algo delicioso está a la vista es improbable negarse a probarlo. No lleves esos dulces a tu escritorio y a tu cocina, ¡por tu propio bien! Si lo que comes no aporta nutrientes a tu cuerpo vas a sentir apetito, porque esa es la forma que tiene el cuerpo de avisarte que necesita vitaminas, minerales, proteínas, carbohidratos comple-

jos, etc. Cuando consumes alimentos procesados, altos en azúcar (el rey de las calorías vacías) o harinas refinadas tu cuerpo te va a pedir a gritos los nutrientes que estos alimentos no aportan.

> Aprende a manejar el estrés. Muchas personas tienden a comer de más cuando están estresados, es la manera como nos han enseñado a manejar la ansiedad y la depresión. Aprende a controlarte y a descubrir otras maneras de manejar esas situaciones. Un paseo de 10 minutos, unas cuantas flexiones, cualquier otra cosa, incluso yoga o meditación, pero evita ir al refrigerador a acabar con lo que encuentres.

> Busca algo que hacer. Debemos admitir que muchas veces corremos a la cocina y abrimos 20 veces el refrigerador cuando no tenemos nada que hacer y queremos matar el aburrimiento a punta de comida. ¡Grave error! Cuando eso te pase busca algo que te distraiga, a los 20 minutos esa ansiedad pasa.

> Duerme lo suficiente. El sueño es una de las principales cosas que debes cuidar para estar saludable, en forma y con buena energía. Tu apetito depende directamente de lo mucho o poco que duermas. Cuando no duermes suficiente tu cuerpo está agotado y pide energía extra en forma de comida (calorías = energía). Un estudio publicado en *The Journal of Sleep Research* encontró que una sola noche de privación de sueño causó que en los sujetos sometidos a la prueba los niveles de apetito y de la hormona que lo estimula (grelina) se incrementaban drásticamente. Otros estudios encontraron resultados similares para sujetos que durmieron mal durante varias noches. Así que deja descansar tu cuerpo y trata de dormir de 7 a 8 horas diarias.

Pero si lo que quieres es incrementar el apetito...

Esto puede parecer un poco tonto y pretencioso pero hay que realizar lo contrario a aquello que se debe hacer para disminuir el apetito. Un buen ejemplo son los concursos de quién come más, por ejemplo, las competencias de comer perros calientes, ¿cómo crees que hacen para comer tantos? Comen rápido, limitan la cantidad de agua que consumen mientras comen, y los perros calientes son bajos en fibra y calóricamente densos. Puede parecer un ejemplo fuera de serie, pero si necesitas comer más para alcanzar tus necesidades calóricas entonces debes consumir más comidas que no te llenen tan rápido y así lograr la meta que te has propuesto.

- Procura no consumir mucho líquido mientras estés comiendo pues puede llenarte y frenar tu progreso. Los estudios con respecto al momento ideal para tomar líquido —si antes, durante o después de la comida— aún no llegan a conclusiones determinantes, por lo que te aconsejo reservarlo para cuando termines tu comida.
- Evita las comidas calientes pues al tardar más para ingerirlas das tiempo a tu cuerpo para que se sienta satisfecho, lo que podría impedir que comas tanto como te has propuesto.
- Usar un plato más grande también podría ser de ayuda pues consumirás porciones que al final del día totalizarán una mayor cantidad de calorías.

SUPLEMENTOS PARA CONTROLAR EL APETITO

Para manejar la ansiedad y disminuir los ataques de hambre puedes usar picolinato de cromo, una traza de mineral biológico que podría mejorar el metabolismo de los carbohidratos e incrementar los niveles de serotonina a la vez que disminuye los niveles de cortisol. Ambos son efectos positivos si se busca la supresión del apetito.

Para mejorar el apetito se puede recurrir a una variedad de suplementos, como por ejemplo el ácido fólico (vitamina B9), el cual ha mostrado en estudios clínicos su capacidad para estimular el apetito. Los estudios indican que causa un incremento de los ácidos digestivos y esto potencia nuestras ganas de comer. También podrían ayudar a mejorar el apetito la vitamina B12, el hierro y las enzimas digestivas. Pero en este aspecto la premisa siempre es consultar con un médico antes de tomar suplementos.

✱ ¿Hambre o apetito?

Es normal tener hambre cuando has pasado tiempo sin comer y estás haciendo mucho ejercicio, o cuando llevas una dieta de pérdida de grasa debido a que consumes menos calorías. Es una sensación molesta. Cuando tienes hambre no puedes trabajar bien ni concentrarte, solo piensas en que quieres comer algo.

A veces tenemos hambre incluso cuando ya hemos comido, y otras veces confundimos el hambre —que es un asunto fisiológico y estomacal— con apetito —que es el deseo de comer, un proceso más bien mental—. Una técnica para identificar si tienes hambre o apetito es que cuando tienes hambre cualquier cosa te provoca. Te imaginas un pollo a la plancha con ensalada y quieres comértelo. Cuando se trata de apetito te provocan cosas específicas, generalmente carbohidratos, dulces o grasa. El hambre generalmente aparece cuando no comes suficiente y el apetito cuando no comes lo que debes y tus hábitos no son los adecuados. Aprende a diferenciar y dale a tu organismo lo que necesita.

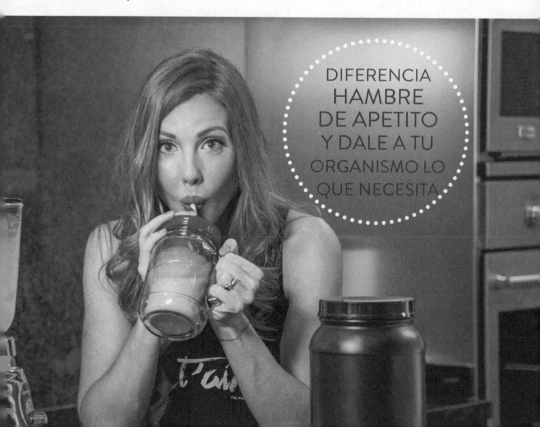

DIFERENCIA HAMBRE DE APETITO Y DALE A TU ORGANISMO LO QUE NECESITA

Gánale la batalla a la celulitis

La celulitis es la pesadilla de cualquier mujer, incluso de las delgadas. Básicamente, la celulitis podríamos explicarla como bolsitas con exceso de grasa que se exprimen entre las bandas de tejido que conectan los músculos con la piel, una condición que puede acentuarse por un aumento de grasa o retención de liquido.

La gran pregunta que siempre me hacen es por qué las mujeres tenemos más celulitis. Principalmente por el estrógeno, y porque genéticamente estamos predispuestas a tener más grasa y una piel más fina, pero además porque esas bandas que conectan el músculo con la piel en nosotras son distintas. En los hombres este tejido es diagonal, es suave y continuo. En las mujeres es vertical y como está unido a la piel, hace que se creen espacios que atrapan y aprietan la grasa y producen ese efecto de huequitos. A medida que envejecemos esos tejidos conectores pierden elasticidad y dejan de tener esa apariencia «lisa» que presentan en la juventud. También los cambios hormonales hacen que estos tejidos tengan menos elasticidad y a eso debe sumársele que con el aumento de grasa corporal el aspecto de la piel de naranja empeora.

Los cambios constantes de peso al subir y bajar —el popular efecto yoyo— hace que la piel también pierda elasticidad y esto aumenta la apariencia de la celulitis. La genética también cumple un rol; si tu familia tiene celulitis puede que tú también tengas más predisposición a ella.

Ahora, no todo está perdido, ¡no desesperes! La celulitis puede mejorar y muchísimo. Veamos cómo. Lo primero es prevenir, por supuesto y hacer algunos ajustes:

> Disminuir y si es posible evitar al máximo alimentos procesados. La adición de sodio, edulcorantes, colorantes y conservantes contribuye a la retención de líquidos y acumulación de toxinas.

> Disminuye la sal de mesa. Condimenta las comidas con especias. Si dejas de agregarle sal a la comida comprobarás una notable diferencia.

> Evita las harinas refinadas. Tienes que controlar la cantidad de carbohidratos que consumes, sobre todo los simples y de rápida absorción. Cada gramo de carbohidrato retiene 4 g de agua, al mismo tiempo puedes aumentar la grasa corporal por el exceso de insulina y esto acentúa la celulitis.

EL AGUA ES TU GRAN ALIADO PARA ELIMINAR TOXINAS Y ACELERAR EL METABOLISMO

> Evita embutidos, fiambres, jamones (incluso de pavo). Es muy común que quienes buscan rebajar consumen mucho jamón de pavo, porque el pavo en sí es magro, bajo en grasa y calorías. El problema es que los jamones tienen exceso de sodio y aditivos y esto acentúa la retención de líquidos. No digo que nunca los consumas, sino que bajes la cantidad. No más de una rebanada al día está bien. Yo en lo particular casi nunca consumo jamón. Prefiero hervir pollo y desmenuzarlo, lo agrego al huevo, a las ensaladas, etc.

> Evita las bebidas «light» full de edulcorante y sodio, incluso los refrescos de dieta. En tal caso, no tomes más de 1 o 2 latas a la semana. Toma agua, té natural frío con stevia, té verde o flor de Jamaica.

> Entrena con pesas, mejoran la fortaleza, la tonificación muscular y la apariencia de la piel, por lo que disimulan la celulitis. Además, con el entrenamiento minimizas la grasa corporal, mejoras la circulación y fortaleces los músculos y todo esto ayuda a que los conectores se mantengan saludables y elásticos.

> Haz ejercicio cardiovascular cinco o seis veces a la semana para ir perdiendo grasa, disminuir la retención de líquidos y eliminas toxinas. Estas prácticas contribuyen a reducir y evitar la celulitis.

> El agua es tu arma más grande contra la celulitis. Estar bien hidratada es esencial para tener una piel saludable, las células de grasa son más prominentes o se notan más cuando la piel está deshidratada. Durante el día toma por lo menos 3 litros de agua, así mejora muchísimo la apariencia de la piel. También

eliminarás toxinas y acelerarás el metabolismo. Toma al menos un vaso por hora mientras estés despierta.

> Incluye omega 3 en tu dieta. Su consumo mejorará muchísimo tu piel. Lo ideal es consumirlo más que en suplementos en alimentos. Mejoran la circulación y la elasticidad de la piel. Algunas alimentos con omega 3 son sardinas, salmón, nueces, linaza y chía.

> Las grasas buenas, especialmente las monoinsaturadas, mejoran muchísimo la piel. El aguacate, el aceite de oliva, los pescados y las semillas son algunas opciones. Puedes consumir al día hasta 60 g de grasa.

> Incluye proteína en cada comida, aceleran metabolismo, te mantienen satisfecho y a la larga te ayudan a ingerir menos calorías, tus porcentajes de grasa bajan y la celulitis se hace menos evidente. Pollo, pescado, huevo o sardinas. Si eres vegetariano consume quinoa, granos, semillas o cereales integrales como arroz integral.

> Los carbohidratos complejos de bajo índice glucémico aportan vitaminas minerales y fibra a la dieta. La fibra ayuda a controlar el peso corporal, mejorar la calidad y la salud de la piel. Algunos ejemplos son el arroz integral, la avena, la quinoa. Mídelos y evítalos de noche.

> Consume vegetales, la mayor cantidad posible y sobre todo de los verdes. Son altos en líquido, nutrientes y bajos en calorías. Uno de los mejores para combatir la celulitis son los espárragos pues tienen gran efecto diurético. Los alimentos altos en ácido fólico ayudan a disminuir la acumulación de grasa porque bajan los niveles de estrés y el mal humor, que están directamente relacionados con los niveles de cortisol.

> Al igual que los vegetales, las frutas son altas en agua y fibra, un combo ideal para combatir la celulitis. Las mejores para este tipo de problemas son las frutas altas en potasio, como el plátano y la papaya. Sí, el plátano es una de las frutas temidas en las dietas, pero uno mediano

tiene solo 100 calorías, ¡y tiene menos azúcar que la piña! Solo debes cuidar la hora en la que lo consumes y la cantidad. Prefiere las frutas en las mañanas y como merienda, y 1 porción (1 taza o 1 pieza). Fresas, frambuesas y toronjas son buenas por su alto contenido de antioxidantes y vitamina C. Las manzanas son muy recomendables porque tienen pectina (un tipo de fibra muy potente) y quercetina (un gran antioxidante).

> Suplementa con vitamina C e incluye alimentos altos en este antioxidante. Esta vitamina aumenta los niveles de colágeno, una proteína que se encuentra en los tejidos conectores del cuerpo y que fortalece el tejido y reduce la apariencia de la celulitis. El pimentón, la toronja, las fresas, el kiwi y el brócoli son altos en vitamina C.

> Incluye vegetales de hoja verde como lechuga, espinaca, acelga y col rizada. Son altos en luteína, un antioxidante que mejora la hidratación y la elasticidad de la piel y esto reduce la celulitis.

EL
ANTIOXIDANTE
LUTEÍNA DE LOS
VEGETALES DE HOJA
VERDE MEJORA
LA HIDRATACIÓN
Y LA ELASTICIDAD
DE LA PIEL

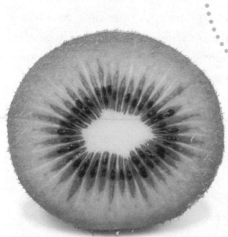

Los suplementos

Los suplementos son productos o sustancias que ayudan a complementar una buena alimentación. Pueden ser vitaminas, minerales, hierbas, aminoácidos (componente estructural de las proteínas). No son medicamentos, no tratan enfermedades pero ayudan a potenciar la salud y a maximizar los efectos de una buena alimentación y del ejercicio. No son milagrosos, pero pueden ayudar si se consumen de manera correcta.

Hay suplementos que se utilizan para el aumento de masa muscular, como la creatina por ejemplo, pero hay gran mito en torno a que las vitaminas engordan. Esto es falso. Las vitaminas y los minerales no tienen calorías, y muchas veces una deficiencia nutricional incrementa el apetito y la ansiedad. Cuando no le das a tu cuerpo todas las vitaminas y minerales que necesita para funcionar bien él te proporciona una alerta. ¿Y cómo lo hace? Encendiendo alarmas: tu apetito aumenta para que comas más, por ejemplo. Si cubrimos las necesidades de nuestro organismo con un multivitamínico, ayudamos a disminuir estas alarmas.

Hay suplementos para todo, para mejorar la salud, para incrementar los niveles de energía, para perder grasa, para aumentar masa muscular... No todo el mundo puede tomar cualquier suplemento. Cada uno tiene indicaciones y contraindicaciones específicas.

Hay muchos suplementos, pero unos básicos y seguros para cualquier persona que quiere estar saludable y en forma son estos cuatro:

> Vitamina C. No sólo es una vitamina que ayuda a reforzar el sistema inmunológico, también es un potente antioxidante que combate los radicales libres y el envejecimiento. Previene distintos tipos de cáncer y al mismo tiempo ayuda a perder grasa porque es precursora de la L-carnitina, un componente que asiste la oxidación de grasa. Se pueden tomar de 500 a 1000 mg al día con la comida.

> Omega 3. Es un ácido graso esen-
cial, y es básico consumirlo porque
tu cuerpo no puede producirlo, por lo
que se debe obtener a través de la dieta. Lo encontramos, por ejemplo, en el
salmón, las sardinas, las semillas de chía y las
nueces. Cuando suplementamos con él le estamos
dando a nuestro cuerpo una gran arma contra múltiples enfermedades. Ayuda a bajar triglicéridos y colesterol, mejora la sensibilidad a la insulina, ayuda a controlar la glucosa en sangre, mejora el
estado de ánimo, es un antidepresivo natural, contribuye con el
desarrollo neurológico del feto por lo que es un buen suplemento
para las embarazadas, ayuda a incrementar masa muscular y a perder grasa. Se recomienda tomar 1000 mg con dos comidas al día.

> Ácido alfa lipoico. Potente antioxidante que ayuda a proteger las
células, por lo que previene el cáncer y retarda el envejecimiento.
También colabora en la disminución de los niveles de glucosa en
sangre e incrementa los niveles de energía. Puedes tomar 300 mg
20 minutos antes del desayuno o del almuerzo.

> Té verde. Son incontables los beneficios de esta hierba. El té verde
es alto en el antioxidante EGCG que ayuda a prevenir distintos
tipos de cáncer, reduce el colesterol, acelera el metabolismo, incrementa la oxidación de grasa, eleva niveles de energía, etc. Es un
quema grasa natural. Tiene algunas contraindicaciones. Es alto en
cafeína así que si eres sensible a ella debes tener cuidado; si eres de
tensión alta debes evitarlo. La dosis recomendada es aproximadamente 500 mg a media mañana y a media tarde.

Es importante destacar que cada cuerpo es un mundo, lo que
funciona para ti quizás no funciona para mí. Es importante que con-
sultes con tu médico antes, hazte un chequeo y asegúrate de estar
saludable. Recuerda que 70% de todo lo hace la alimentación. Ningún
suplemento funciona si tú no cuidas lo que consumes y no haces ejercicio. Los suplementos ayudan pero no hacen el trabajo duro, son un
simple complemento.

> ES
> IMPORTANTE
> **CONSUMIR**
> OMEGA 3, UN
> GRAN ALIADO
> PARA UNA VIDA
> SALUDABLE

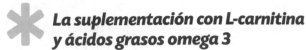

La suplementación con L-carnitina y ácidos grasos omega 3

La suplementación con L-carnitina y ácidos grasos omega 3 (aceite de pescado) es una de las estrategias que puedes emplear para oxidar y quemar más grasa e incrementar tus niveles de energía.

La carnitina es un compuesto químico que se forma con dos aminoácidos, lisina y metionina. La carnitina es un quemador de grasa potente ya que es responsable del transporte de los ácidos grasos al interior de las mitocondrias (donde se produce energía en el cuerpo). Es decir ayuda a que la grasa sea utilizada u oxidada como energía. Tu cuerpo produce carnitina, pero al suplementar incrementas los niveles a nivel muscular y los beneficios se multiplican.

Al elevar el nivel de L-carnitina muscular se incrementa la quema de grasa debido a que tu cuerpo se vuelve más eficiente en el procesamiento de combustible, y esto a su vez aumenta tus niveles de energía. Cuando elevas la cantidad de carnitina también mejora tu rendimiento porque al quemar grasa como fuente de energía no solo estás rebajando sino que también estás ahorrando glucógeno, disminuyes un poco la cantidad de ácido láctico muscular y mejoras tu ambiente hormonal.

Para que la L-carnitina sea realmente efectiva debes combinarla con omega 3. Los ácidos grasos omega 3 son importantes porque mejoran la salud de cada una de las células de tu cuerpo. Las células están hechas de dos capas lipídicas. Dependiendo de tu dieta e ingesta de grasa estas capas serán buenas o malas. Si la capa lipídica está hecha de omega 3, la célula será más saludable y mucho más sensible a la insulina.

El omega 3 acelera tu metabolismo ya que incrementa actividades a nivel celular y oxidación de grasa. La carnitina es el sistema de entrega de los ácidos grasos. Imagínate un vagón que transporta grasa para que sea quemada, así que cuanto menos carnitina tengas en el cuerpo, menos ácidos grasos entran a la célula. Es decir, usas menos grasa como fuente de energía y hay más posibilidades de que esta vaya al tejido adiposo para ser almacenada como una fuente de energía de reserva. Al final, engordas. Al elevar L-carnitina la oxidación de grasa se eleva y le das la maquinaria genética adecuada a tus células para acelerar el metabolismo, así que tendrás más energía, rendirás más y perderás esa grasa terca acumulada. Por supuesto siempre de la mano de una buena dieta de pérdida de grasa y ejercicio.

> CADA CUERPO ES UN MUNDO, CONSULTA CON TU DOCTOR SI DECIDES PROBAR ALGÚN SUMPLEMENTO

Cada vez la carnitina alcanza más auge como un suplemento para prevenir diabetes tipo dos ya que mejora el metabolismo de la grasa y ayuda a combatir el síndrome metabólico. También ayuda a combatir diabetes tipo 2 porque tiene propiedades antioxidantes, ayuda a disminuir radicales libres y combate el estrés oxidativo.

Para tener todos estos beneficios tienes que partir de lo básico: comer bien. Los suplementos ayudan pero no hacen el trabajo por sí solos. Procura que tu dieta sea alta en proteínas, vegetales verdes, con grasas buenas y moderada en carbohidratos. Debes hacer ejercicio, tanto pesas como cardio. Combina la carnitina con el omega 3 para que tengas mejores resultados. Y si vas a entrenar toma una buena taza de café, la cafeína ayuda a liberar los ácidos grasos con mayor facilidad, la carnitina los «atrapa» y los lleva a las fábricas generadoras de energía.

Es necesario acotar que las opiniones respecto a la L-carnitina son encontradas. Hay quienes afirman que nuestro cuerpo no reconoce la carnitina exógena, es decir, que solo reconoce la que el mismo cuerpo produce, y esa que tomamos la elimina. ¿Mi opinión? En teoría la carnitina funciona, hay estudios que lo respaldan, y a mí en lo particular me gusta. Pero la mejor forma de saber si te funciona es probando. Cada cuerpo es un mundo, consulta con tu doctor y si te da luz verde, prueba y observa cómo te va.

Y si de quemar grasa se trata...
Suplementos para lograrlo

¿Quieres hacer tu propio quemador de grasa? Solo necesitas el combo ideal:

liberador de grasa **+** termogénico **+** transportador de grasa **+** bloqueador de grasa

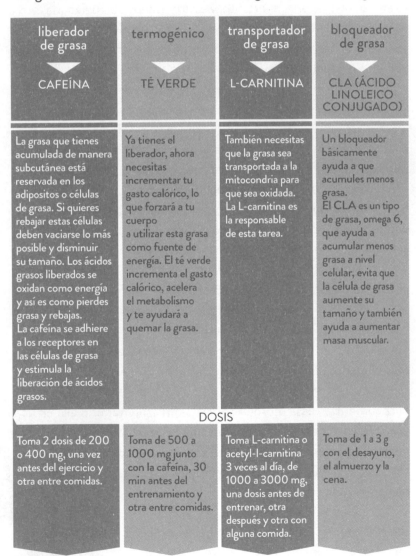

liberador de grasa ▼ CAFEÍNA	termogénico ▼ TÉ VERDE	transportador de grasa ▼ L-CARNITINA	bloqueador de grasa ▼ CLA (ÁCIDO LINOLEICO CONJUGADO)
La grasa que tienes acumulada de manera subcutánea está reservada en los adipositos o células de grasa. Si quieres rebajar estas células deben vaciarse lo más posible y disminuir su tamaño. Los ácidos grasos liberados se oxidan como energía y así es como pierdes grasa y rebajas. La cafeína se adhiere a los receptores en las células de grasa y estimula la liberación de ácidos grasos.	Ya tienes el liberador, ahora necesitas incrementar tu gasto calórico, lo que forzará a tu cuerpo a utilizar esta grasa como fuente de energía. El té verde incrementa el gasto calórico, acelera el metabolismo y te ayudará a quemar la grasa.	También necesitas que la grasa sea transportada a la mitocondria para que sea oxidada. La L-carnitina es la responsable de esta tarea.	Un bloqueador básicamente ayuda a que acumules menos grasa. El CLA es un tipo de grasa, omega 6, que ayuda a acumular menos grasa a nivel celular, evita que la célula de grasa aumente su tamaño y también ayuda a aumentar masa muscular.
DOSIS			
Toma 2 dosis de 200 o 400 mg, una vez antes del ejercicio y otra entre comidas.	Toma de 500 a 1000 mg junto con la cafeína, 30 min antes del entrenamiento y otra entre comidas.	Toma L-carnitina o acetyl-l-carnitina 3 veces al día, de 1000 a 3000 mg, una dosis antes de entrenar, otra después y otra con alguna comida.	Toma de 1 a 3 g con el desayuno, el almuerzo y la cena.

✱ La glutamina

La glutamina es uno de los suplementos más populares y usados. ¿Las razones? Porque es efectivo y muy seguro. La glutamina es el aminoácido más abundante en los músculos; más del 61% del músculo esquelético está compuesto por glutamina.

Durante el entrenamiento intenso, los niveles de glutamina se agotan de manera importante, y esto disminuye la fuerza y la resistencia y hace lenta la recuperación. Para que los niveles de glutamina vuelvan a la normalidad pueden pasar hasta 6 días. Este aminoácido cumple un papel fundamental en la síntesis de proteínas, es decir, en el aumento de masa muscular y en la prevención del catabolismo (que sucede básicamente cuando el cuerpo se come los músculos).

La suplementación con glutamina contribuye a evitar la pérdida de masa muscular y mejora la síntesis proteica. La glutamina también aumenta mucho tu capacidad para segregar la hormona del crecimiento, que actúa como precursor y ayuda a metabolizar (quemar) grasa corporal y aumentar masa muscular. Algunos estudios han demostrado que tomar solo 2 g de glutamina podría aumentar los niveles de hormona del crecimiento hasta en 400%.

Además, la glutamina es utilizada por los glóbulos blancos, por lo que mejora el desempeño del sistema inmunológico.

Otro gran beneficio es que la glutamina estabiliza la glucosa en sangre, lo que ayuda a reducir los antojos de azúcar o algo dulce pues mantiene a raya la insulina y permite utilizar de forma más eficiente el glucógeno muscular para estabilizar la glucosa en sangre y mantener niveles normales. Incluso si no la estás tomando para aumentar masa muscular puedes suplementar con ella en una dosis mucho más baja solo para luchar contra los antojos. Mi recomendación es 500 mg cuando se tiene antojo de algo dulce. Según la teoría, disminuye las ganas de comer dulce en 10 minutos.

¿Cuánto tomar? Las dosis deben ser personalizadas, pero en general la recomendación es ingerir al día entre 5 y 15 g.

Cada toma debe ser de 5 g. Los mejores momentos son en la mañana y antes y después de entrenar.

Recomiendo ampliamente la glutamina a quienes buscan aumentar masa muscular. Pero cuidado, siempre debes consultar a tu médico antes de decidir qué suplementos vas a incorporar a tu dieta. Aquí hablo de los suplementos en general, lo que no quiere decir que yo tome cada uno de los suplementos que reseño. Mi intención es mostrar una gran variedad para que cada quien escoja lo que les sirva según su entrenamiento y su plan.

Los BCAA

Los BCAA (aminoácidos de cadena ramificada: valina, leucina, isoleucina) son ideales cuando tu meta es aumentar masa muscular o perder grasa. Cuando entrenas intensamente tu cuerpo necesita suficientes aminoácidos para evitar que utilice la proteína como fuente de energía (lo que ese conoce gluconeogénesis, que no es más que la obtención de glucosa a través de fuentes diferentes a los carbohidratos).

En la gluconeogénesis hay un proceso que le debe interesar a todo el que entrene, se llama ciclo de glucosa-alanina. En el ciclo de glucosa-alanina, los BCAA son desprendidos del tejido muscular y parte de ellos son convertidas en amino-alanina, que luego es llevada al hígado para ser transformado en glucosa. Los BCAA tomados pasan directo al músculo sin necesidad de hacer una parada en el hígado, por lo que su disponibilidad es rápida y eficiente. Este aminoácido esencial tiene otros beneficios: estimula la síntesis proteica y aumenta la pérdida de grasa visceral. Es un suplemento ideal cuando buscas rebajar y defi-

MI INTENCIÓN ES INFORMARTE DE LOS SUPLEMENTOS EN GENERAL, LO QUE NO QUIERE DECIR QUE YO LOS TOME TODOS... EVALÚA TUS NECESIDADES CON UN ESPECIALISTA

nir, y protege la masa muscular. Muchas veces en los regímenes para perder grasa también se pierde algo de músculo. Los BCAA bajan el cortisol (por lo que evitas el aumento de grasa, proteges los músculos y elevas la testosterona) y evitan el catabolismo muscular porque la cantidad de proteína que se utiliza como fuente de energía es menor; y este es uno de sus principales beneficios pues mejora tus niveles de resistencia.

Ahora, si quieres ir un poco más allá, hay un combo ideal, los BCAA combinados con glutamina. Los BCAA son los aminoácidos más abundantes en los músculos y la glutamina el aminoácido más abundante en la sangre. ¿Cuál es la función principal de la glutamina? Acelerar la recuperación muscular y fortalecer el sistema inmunológico. Además, como ya planteé en el apartado anterior, es fabulosa para disminuir la ansiedad por los carbohidratos. Juntar estos dos suplementos ayuda a que tus entrenamientos lleguen a otro nivel. Con los BCAA aumentas y fortaleces tus músculos y con la glutamina te recuperas más rápido.

La dosis de BCAA para aumento de masa es 5 g antes y después de entrenar. Para quienes solo buscan perder grasa y tonificación recomiendo 5 g después del entrenamiento. Y la glutamina de 3 a 5 g antes y después de entrenar, preferiblemente en polvo. Si solo quieres o puedes tomar uno de los dos, es preferible el BCAA.

La creatina

La creatina es uno de los suplementos más populares entre quienes buscan aumentar masa muscular. La podemos encontrar naturalmente en el pescado y en la carne. En el cuerpo se sintetiza (se crea) a partir de tres aminoácidos: arginina, glicina y metionina.

La creatina se sintetiza en el hígado y en el páncreas y se almacena principalmente en el músculo, casi 95% de toda la creatina del organismo. La creatina en el cuerpo se obtiene 50% de los alimentos y 50% de la síntesis propia orgánica del cuerpo.

Veamos de qué nos sirve suplementar con ella. Cuando practicas un ejercicio de alta intensidad la energía de los primeros cuatro segundos se obtiene de las reservas propias de ATP (adenosín trifosfato: moneda de intercambio energético en el cuerpo, energía pura). Cuando estas reservas musculares se agotan, la fosfocreatina sigue dando energía pero esta dura también unos segundos. Cuando pasa esto, se debe seguir sintetizando ATP para seguir con el ejercicio, pero ya no se puede mantener la misma intensidad, porque la capacidad de obtener energía por unidad de tiempo es menor con la utilización de glucosa.

Esto quiere decir que la principal fuente energética en ejercicios intensos y explosivos de 10-20 segundos es la fosfocreatina. Si un ejercicio explosivo o intenso (por ejemplo, levantamiento de pesas) dura más de 20 segundos, vendrán la fatiga y el agotamiento. Aclaro, la sesión de pesas dura 45 minutos, cuando hablo de ejercicio explosivo me refiero al momento en que se realiza el ejercicio o la contracción.

La importancia de la fosfocreatina dependerá de la característica del ejercicio. En los de intensidad moderada y larga duración las necesidades de energía (ATP) se satisfacen de las vías aeróbicas (ácidos grasos y glucógeno). Pero si aumenta la intensidad llegará un momento en el que las vías aeróbicas no satisfacen y se recurre a las anaeróbicas. Puede ser por la vía anaeróbica (sin oxígeno) pero con producción de ácido láctico o también con la vía «aláctica» (sin ácido láctico), o sea, a partir de la fosfocreatina. Así que a mayor cantidad de reservas de fosfocreatina, más energía y resistencia tendrás. La explicación suena algo complicada pero creo que parte de mi objetivo es enseñarles el porqué de las cosas y no sólo decir qué hacer.

En síntesis, suplementar con creatina ayuda a aumentar los depósitos intramusculares entre 15% y 20%, incluso hay quienes opinan que hasta 40%.

LA CREATINA ES UNO DE LOS SUPLEMENTOS MÁS POPULARES ENTRE QUIENES BUSCAN AUMENTAR MASA MUSCULAR

Hay varias formas de tomar creatina. Debes buscar la que mejor se adapte a ti. Puede ser 20 g al día por 5 días (haciendo «cargas») o de 3 a 5 g al día por 1 mes. Recomiendo la creatina a quienes buscan aumentar músculo. Por si sola no aumenta masa muscular, lo que hace que aumentes es que incrementa tu fuerza resistencia, y por ende puedes levantar más peso y generar hipertrofia muscular con mayor eficiencia.

Se benefician de suplementar con creatina quienes practican ejercicios de gran intensidad: culturismo y pesas, o quienes hacen carrera de 200 o 400 metros de atletismo, o los que practican deportes con intervalos intensos como fútbol, básquet, etc. Suplementando con creatina tu rendimiento puede mejorar 20%.

La «adaptación fisiológica» al entrenamiento de fuerza de 4 a 12 semanas es mayor y mejor con la ingesta de creatina. La «adaptación fisiológica» es lo mismo que hipertrofia, aumento de fuerza y de potencia.

Asegúrate de tomar suficiente agua durante el día si suplementas con creatina, incluso más de lo regular. En mi opinión es mejor la que viene en polvo pues la creatina no es muy estable en estado líquido.

Si buscas perder grasa no suplementes con creatina porque puedes retener líquido, sobre todo las mujeres. Y la regla de oro, no suplementes antes de consultar con un médico.

La espirulina

Les soy sincera, no sabía dónde ubicar la espirulina, si en los alimentos, porque realmente nutre muchísimo nuestro cuerpo y es considerado un superalimento, o acá en los suplementos, porque se puede consumir en pastillas en polvo y agregarlo a los licuados de proteína, entre otras cosas. Decidí colocarlo en los suplementos porque realmente es un buen complemento para la alimentación diaria.

La espirulina es un alga (realmente es un tipo de bacteria) y su nombre se debe a que tiene forma de espiral. Se puede conseguir comercialmente en polvo o en pastillas.

No se imaginan la cantidad de beneficios y propiedades que tiene esta alga. Es uno de los alimentos o suplementos, como lo quieran llamar, más completos que existe. El perfil de minerales que tiene es impresionante, y es una proteína completa porque contiene todos los aminoácidos. Además, como obtiene toda su energía del sol, es altísima en clorofila.

LA ESPIRULINA ES UNO DE LOS SUPLEMENTOS MÁS COMPLETOS QUE EXISTE

Este suplemento es muy recomendado para cualquier persona pero en especial para los vegetarianos y veganos porque contiene mucha proteína, hierro y vitamina B12. Esta concentración de hierro y proteína también la hace una aliada para mujeres embarazadas.

Sus propiedades y beneficios:

- Tiene gran cantidad de ácidos grasos esenciales omega 3.
- Posee una gran concentración de antioxidantes.
- 65% o 70% del peso de la espirulina es proteína. Contiene todos los aminoácidos esenciales y es alta en ácido gamma linolénico (GLA), un ácido graso esencial que tiene propiedades antiinflamatorias, especialmente cuando se toma con omega 3. Es difícil encontrar GLA en alimentos, tu cuerpo lo sintetiza.
- Es alta en clorofila. Ayuda a desintoxicar y a depurar.
- Tiene una concentración biodisponible de hierro. Es excelente para personas con anemia y embarazadas, igual que para vegetarianos.
- Posee una concentración elevada de todas las vitaminas del grupo B, C, A, D, E potasio, cromo, magnesio, zinc, entre otros.
- Es altísima en calcio. Tiene 25 veces más calcio que la leche. Y con mejor calidad de absorción, por lo que es ideal para niños, mujeres embarazadas y personas de la tercera edad.

La suplementación con espirulina puede ayudarte a estar mucho más saludable y también a mejorar la composición corporal. Procura utilizar una espirulina que sea orgánica para evitar que venga de aguas contaminadas. Puede venir en cápsulas y la dosis depende de la concentración de cada pastilla, o en polvo, del que generalmente se recomiendan dos cucharaditas de 5 ml al día.

Puedes agregarla a tus licuados, a las bebidas o sencillamente la tomas como una medicina, con agua, cierras los ojos y listo, porque la verdad es que sola no sabe muy bien. Si puedes unir una de las tomas de este suplemento con tu dosis de omega 3, sería una excelente combinación.

Si tienes una condición específica, tomas anticoagulantes o estás embarazada, consulta con tu médico antes de tomarla.

✳ *El ácido alfa lipoico*

Un suplemento que no falta en mi dieta es el ácido alfa lipoico (*alpha lipoic acid*) pues es extremadamente beneficioso. Es un potente antiinflamatorio y antioxidante. Además, es seguro, se encuentra naturalmente en nuestro cuerpo, dentro de la mitocondria, que es donde se produce la energía.

El ácido alfa lipoico cumple un rol importante en el ciclo metabólico de la transformación de carbohidratos en energía. Produce un mejor control de los niveles de glicemia, es decir, baja los niveles de azúcar en la sangre (esto ayuda a controlar el peso y a quemar grasa) e incrementa los niveles de energía al mismo tiempo que disminuye la ansiedad por los carbohidratos.

Veamos cómo sucede esto. Cuando el azúcar en la sangre está elevada segregamos mucha insulina, y esta hormona baja los niveles de glicemia; ella es la encargada de llevar el «azúcar» a las células, pero baja exageradamente nuestros niveles en sangre, por lo que nuestro cuerpo nos pide a gritos «azúcar» (carbohidratos) y los niveles de ansiedad se incrementan. Es un círculo vicioso, mucha azúcar, mucha insulina; azúcar muy baja en la sangre, mucha ansiedad; entonces comes mucha «azúcar», y sigue el círculo. Esto es una explicación muy básica y simple pero que sirve para ilustrar el tema.

Otros beneficios del ácido alfa lipoico:
- Disminuye la presión arterial.
- Mejora la sensibilidad a la insulina, por lo que disminuye el riesgo de padecer de resistencia a la insulina.
- Ayuda a perder grasa.
- Estudios han demostrado que los diabéticos tipo 2 que suplementan con ácido alfa lipoico mejoran en 30% los niveles saludables de insulina porque incrementa mucho la utilización de glucosa en la sangre.
- Protege el cerebro (¡y cualquier cosa que nos ayude a estar un poquito menos locos es genial!, ¡que los chistes también se valen!).
- Mejora la apariencia de la piel y rejuvenece.
- Incrementa los niveles de energía.
- Ayuda a combatir el síndrome metabólico.

Antes de tomarlo consulta con tu doctor. La dosis recomendada es de 200 a 300 mg 20 minutos antes del desayuno y del almuerzo. No lo tomes en la cena porque puede interferir con las horas de sueño.

EL ÁCIDO ALFA LIPOICO CUMPLE UN ROL IMPORTANTE EN EL CICLO METABÓLICO DE LA TRANSFORMACIÓN DE CARBOHIDRATOS EN ENERGÍA

#ComidaTrampa

La comida trampa, además de que es un respiro delicioso es una ayuda y un empujón para seguir mejorando. Aproximadamente luego de cuatro días de una dieta de pérdida de grasa tus niveles de testosterona y leptina empiezan a bajar, y un tiempo después los niveles de tiroides también bajan (hormonas que regulan el metabolismo). El cuerpo se siente cómodo con algo de grasa, ese nivel en el que no tienes sobrepeso pero tampoco estás magro y definido. Las comidas trampas ayudan resetear los niveles hormonales, a recargar las reservas de glucógeno (carbohidrato en los músculos) y a elevar los niveles de leptina. Es como resetear el metabolismo y decirle a tu cuerpo que no está hambriento. Me atrevo a decir que el efecto más importante de las comidas trampa es que elevan los niveles de leptina hasta 30%, y esta es la hormona que le dice a tu cuerpo que no está hambriento. Cuando ella está alta el cuerpo dice: no tengo necesidad de ahorrar energía, voy a «liberar» la grasa, así que tu metabolismo se acelera, se incrementa la oxidación de grasa, y al mismo tiempo disminuye el apetito, se elevan los niveles de dopamina, lo que se traduce en mejor ánimo, más motivación, energía y libido.

Y si no estás en plan de pérdida de grasa y tus comidas están diseñadas para mantenerte, pues la comida trampa ayuda a que mantengas tus niveles de ansiedad bajo control, te ayuda a no desviarte de tu comida saludable en la semana porque sabes que tienes ese premio esperándote y mantiene activo tu metabolismo. Piensa esto: si una ensalada a la semana no te adelgaza, una hamburguesa, una pizza o un helado a la semana no te engorda.

SINCÉRATE Y COME MUY BIEN DURANTE LA SEMANA PARA GANARTE UNA #COMIDA TRAMPA

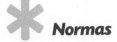

Normas

1 Haz tus comidas trampa de forma inteligente, es decir, trata de que siempre contengan algo de proteína para que el empuje metabólico sea mayor (por ejemplo, las hamburguesas tienen carne).

2 Analiza tu dieta. Si generalmente es baja en carbohidratos incluye este macro en tu *cheat meal*; si tu dieta generalmente es baja en grasa, incluye más grasas y proteínas.

3 Evita las bebidas alcohólicas. O pecas con comida o pecas con bebida, si estás buscando perder grasa te recomiendo que peques con la comida.

4 El día de la comida trampa y el día después come muy limpio, *low carb*, vegetales y proteína en su mayoría, y asegúrate de hacer ejercicio ambos días, pesas (muy importante) y cardiovascular.

5 Recomiendo hacer la comida trampa en la noche porque te obliga a parar de comer. ¡Es una comida, no un día de trampa!

6 Gánate esa comida. Puedes hacer hasta 2 si tu meta es mantenerte, (dependerá de tu metabolismo) y 1 sola semanal si buscas perder grasa. Si apenas vas comenzando un régimen de pérdida de grasa espera 15 días para hacer tu primera comida trampa.

7 Tienes que sincerarte y comer muy bien el resto de la semana para poder hacer esa comida trampa como Dios manda.

Y me parece importante aclarar que se emplea la palabra «trampa» o «cheat» a modo de juego, no para hacerte sentir culpable; digamos que es una «picada de ojo» o «guiño» a la comida limpia y sana. Cuando haces de esto tu estilo de vida, aprendes a disfrutar la comida *fitness* y saludable. Pero tampoco podemos negar que estas comidas calóricas son divertidas y deliciosas, y como les dije, necesarias para mantener un balance.

Pero no olvidemos, la comida chatarra es como las bebidas alcohólicas. No debemos abusar ni hacerlo a diario, aun cuando muchos lo acostumbran. Incluir esa comida no tan buena una o dos veces a la semana es una forma de tener lo mejor de los dos lados, sin caer en extremos.

Una de las comida trampa de @SaschaFitness

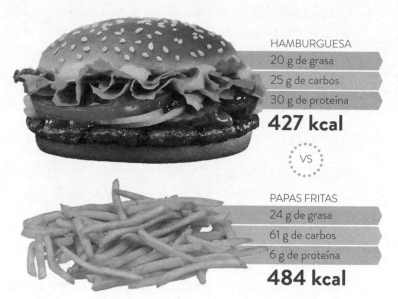

HAMBURGUESA

20 g de grasa

25 g de carbos

30 g de proteína

427 kcal

VS

PAPAS FRITAS

24 g de grasa

61 g de carbos

6 g de proteína

484 kcal

Es muy importante que lean muy bien la información nutricional en la foto de esta página, basada en una hamburguesa tamaño normal con una carne y 1 rebanada de queso versus unas papas fritas medianas.

Los que me conocen y me siguen desde hace un tiempo en las redes sociales saben que cuando peco con la comida una vez a la semana (*#cheatmeal* #comidatrampa) es con hamburguesa 90% de las veces. Me encantan, y aunque no lo crean ¡generalmente me como dos! Por supuesto, medianas y con una sola car-

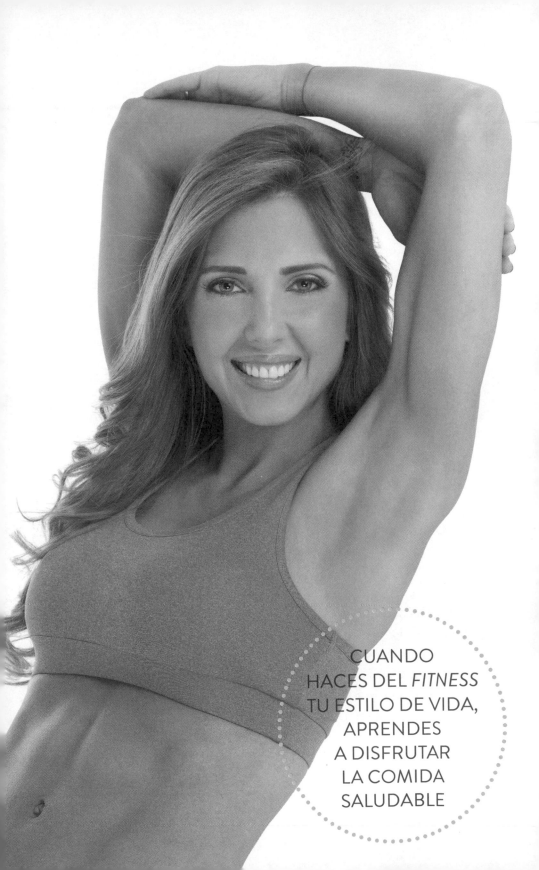

CUANDO
HACES DEL *FITNESS*
TU ESTILO DE VIDA,
APRENDES
A DISFRUTAR
LA COMIDA
SALUDABLE

ne y una sola rebanada de queso, con salsa y todo. ¿Por qué? Pues yo no muero por las papas fritas. Sí, son ricas, pero no es lo que me mata. La hamburguesa sí me fascina. Además, aunque es una comida no tan saludable, tiene proteína, lo que ayuda a llenarte, disminuye el impacto del carbohidrato, y alimenta los músculos y tiene solo 2 rebanas de pan. Sin mencionar que tiene menos calorías y carbohidratos que las papas fritas.

CUANDO HAGAS TU **COMIDA TRAMPA** ASEGÚRATE DE HABER **HECHO EJERCICIO** ESE DÍA Y CUIDA TU **ALIMENTACIÓN** EL RESTO DE **LA SEMANA**

Vean la cantidad de calorías y gramos de carbohidrato que tiene un servicio de papas medianas. 61 g de carbohidrato, y fritos. Es algo fatal. Creo que pocas cosas son tan dañinas y engordan tanto como las papas fritas. Si te gustan y te las quieres comer una vez a la semana, adelante, hazlo, pero sé consciente de lo que estás comiendo.

Yo hago mi comida trampa semanal sin remordimiento, lo que me pida el cuerpo, pero soy algo inteligente a la hora de elegir. Prefiero irme por una opción que me llena más, me gusta más y a la vez es menos mala.

Y si nunca habías oído de la comida trampa y piensas que en este estilo de vida este tipo de comida está prohibido, te equivocas. Tu cuerpo necesita un empujón una o dos veces a la semana dependiendo de tu metabolismo y el nivel de actividad física. Este tipo de comidas sacude al cuerpo, equilibra nuevamente tus niveles hormonales, acelera tu metabolismo porque le estás dando el cuerpo algo que no está acostumbrado a procesar y él acelera la marcha en respuesta. Asegúrate de que cuando hagas esta comida hayas hecho ejercicio ese día y el día después, pesas y cardio, y cuides tu alimentación el resto de la semana. Todo es cuestión de moderación y equilibrio.

¿Cómo combatir la molesta inflamación? #NoInflamación

¿Sientes inflamación abdominal? Aunque estás en tu peso y en forma, ¿todavía sientes el vientre algo abultado? Veamos cuál es el caso. Una cosa es tener grasa abdominal, y para perder esa grasa no hay otra manera que hacer dieta y ejercicio. Pero otra cosa es la inflamación abdominal, un efecto que se corrige más rápido.

Muchas cosas saludables producen inflamación abdominal, por eso muchas personas, sobre todo mujeres que están en excelente forma física, sufren de este mal. Un poquito de inflamación abdominal es normal en la vida diaria, pero llega a ser molesto cuando quieres ir a la piscina o ala playa o ponerte un vestido ajustado.

Para combatir la inflamación, toma en cuenta los siguientes consejos:

> Debes tomar agua con regularidad; mientras más agua tomes, más líquido eliminarás. Así evitarás la retención de líquido. Toma de 10 a 12 vasos al día. Ve al sauna, máximo por 20 minutos. Este es un truco que puedes hacer para eventos puntuales. Pero cuidado, esto no hace perder grasa, simplemente te hace perder líquido y verte un poco más definido.

> Limita el consumo de sodio. No utilices sal en la comida, evita cualquier cosa procesada, empaquetada y los embutidos pues son altos en sodio y te hacen retener líquido. Cada gramo de sodio retiene 5 de agua. Consume de 1500 a 2300 mg de sodio al día y no más de 500 mg de sodio por comida.

> Toma infusiones de diente de león (en inglés se llama *dandelion tea*). Tiene un efecto diurético natural y ayuda con la retención de líquidos, así que te desinflama.

> Come pequeñas comidas cada tres horas. Así evitas la distensión abdominal causada por consumir grandes cantidades de comida.

> Mastica bien los alimentos y cuenta 30 veces antes de tragar pues facilita la digestión. Cuando comes rápido tragas mucho

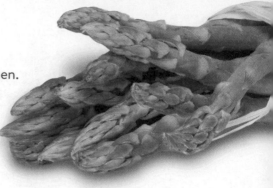

aire y esto inflama el abdomen. Al mismo tiempo la comida que no se digiere bien pasa al intestino grueso y en el proceso de ser descompuesto genera gases y distensión.

> Haz ejercicio, tanto pesas como cardio, no solo para perder grasa, sino también para mejorar el funcionamiento digestivo, aliviar el estreñimiento y los gases, además de que eliminas líquido y toxinas.

> Elimina temporalmente los alimentos que te den gases. Las aguas con gas, los edulcorantes artificiales y polialcoholes, el chicle (cuando masticas chicle tragas aire y produce gases, sumado a que tiene mucho edulcorante), el brócoli, la coliflor, las coles, los frijoles negros y otros granos. Atención, todos estos alimentos los puedes utilizar cuando buscas perder grasa, estamos hablando de cómo evitar la inflamación momentánea abdominal o cómo disimularla para un evento específico.

> Aléjate de cualquier cosa que contenga lactosa o sea alto en gluten, ambos inflaman el área abdominal.

> Consume alimentos altos en potasio, este mineral ayuda a eliminar el exceso de sodio y reduce la retención de líquidos. Te recomiendo el aguacate, los tomates y el agua de coco.

> Come espárragos. Contienen asparagina, que tiene propiedades diuréticas naturales. Son buenísimos para sacar del sistema el exceso de líquido y deshincharte.

> Duerme 7 u 8 horas al día. La falta de sueño contribuye al aumento de grasa e incrementa la retención de líquido.

> Trata de combatir el estreñimiento. Si no vas al baño evidentemente aumentará tu inflamación abdominal. Haz ejercicio, consume suficiente fibra y toma suficiente agua.

> No tomes con popote (*straw*). Tragarás exceso de aire y esto aumenta la inflamación abdominal.

> Antes de ese evento en particular en el que quieres mostrar un abdomen plano, baja el consumo de carbohidratos y haz que tu fuente de este macronutriente sea en su mayoría vegetales (como espárragos y pepino). Incluso los carbohidratos buenos que se recomiendan a diario como avena, quinoa o camote retienen un poco de líquido, tus músculos reservan el carbohidrato como glucógeno y por cada gramo de glucógeno se reservan 4 de agua. Cuando decides disminuir el consumo de carbohidratos tu cuerpo va a recurrir a las reservas de glucógeno en los músculos para tener energía y así se va drenando el exceso de agua. Por esto se suprimen los carbohidratos en las últimas etapas de las dietas de definición de competencia, cuando vamos a la playa y queremos vernos más definidos, para sesiones de fotográficas y otros eventos especiales.

> Suplementa con probióticos, estas bacterias buenas mejoran la salud gastrointestinal y reducen los gases y la inflamación.

> Para ese evento en específico consume más vegetales cocidos que crudos. Ocupan menos espacio y por lo tanto producen menos distensión abdominal.

> Antes de ese evento en particular evita alimentos irritantes o picantes, suspende temporalmente la pimienta, el jalapeño, el chile, la cebolla, la mostaza, el vinagre y el ajo.

> Toma té de menta, puede ayudar con la inflamación abdominal y los gases.

Si haces estos cambios y aún no ves una mejoría, asiste al médico para descartar algún problema severo.

EL TÉ
DE MENTA PUEDE
DISMINUIR LA
INFLAMACIÓN
ABDOMINAL
Y LOS GASES

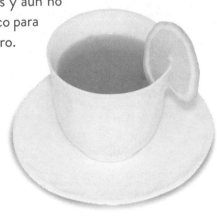

Las bebidas alcohólicas y el fitness

Estas recomendaciones son ideales para tenerlas en cuenta para fiestas y épocas de celebraciones. Todos queremos divertirnos y llevar una vida *fitness* no te impide brindar con unas cuantas copas o tragos. Mira cómo puedes evitar la cruda:

- Por cada vaso de alcohol toma uno de agua, gran parte del malestar que viene con la cruda es por deshidratación.
- Toma agua de coco antes de salir. Dos vasos están cargados de electrolitos y potasio que te ayudarán a prevenir la cruda.
- No tomes con el estómago vacío. Lo mejor que puedes consumir es proteína y grasas buenas como frutos secos porque ayudan a frenar el alcohol en tu cuerpo.
- ¡Suplementa! Hay suplementos que ayudan a disminuir notablemente la cruda. Cuando tomamos alcohol nuestro cuerpo pierde vitamina C, que actúa disminuyendo el estrés oxidativo en el hígado. Por ello es recomendable suplementar con vitamina C, de 500 a 1000 mg, que además ayudará a desintoxicar tu cuerpo del alcohol.
- Suplementa también con vitamina B6. Toma 1 cápsula antes de salir pues tu cuerpo pierde estas vitaminas cuando ingieres alcohol. Tomarla antes de la parranda ayudará muchísimo a prevenir la cruda y el dolor de cabeza que viene con ella.
- No mezcles y elige bien. Esa sensación desagradable o malestar con náuseas que sentimos después de consumir bebidas alcohólicas es causado en gran parte por los congéneres, una sustancia que se genera durante el proceso de obtención del alcohol y que, según las bebidas que se ingieran, están presentes en distinta proporción. La regla general indica que mientras más oscuras son las bebidas, peores son las resacas. Las identifico acá de mayor a menor, las que tienen más congéneres y causan más cruda van primero: brandy, vino tinto ron, whisky, champaña, vino blanco, ginebra y, de último, vodka.

- Detente cuando te sientas «muy alegre» pues esta es una señal de que las vías de desintoxicación en tu cuerpo están abrumadas. Toma un descanso de las bebidas o simplemente para por completo la bebida para permitir que tu cuerpo pueda metabolizar el alcohol de manera efectiva.
- La hidratación también es clave luego de la parranda. Si puedes, al llegar a tu casa toma agua de coco o una bebida isotónica deportiva para reponer electrolitos. Al día siguiente toma caldo de pollo con muchas verduras para reponer minerales. Consume huevos para obtener cisteína natural (un aminoácido que ayuda muchísimo en la recuperación) y plátano para el potasio.

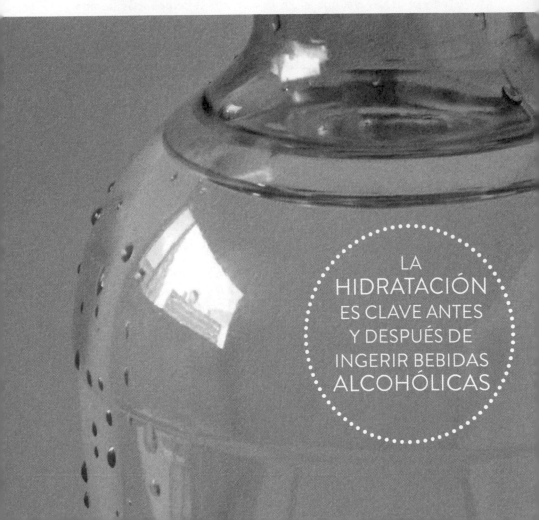

LA HIDRATACIÓN ES CLAVE ANTES Y DESPUÉS DE INGERIR BEBIDAS ALCOHÓLICAS

Recomendaciones para no tirar la toalla los fines de semana

Es normal relajarnos un poco el fin de semana, pero hay una línea delgada entre relajarnos y volvernos locos. Si no quieres perder todo el trabajo que hiciste durante la semana, sigue estos consejos.

- Mantente activo. Trata de hacer algo de ejercicio. Sobre todo si piensas salir por la noche. Y como el ejercicio es como cepillarse los dientes, un hábito que hacemos todo el tiempo, por salud, porque nos ayuda, conviértelo en algo que disfrutes. No tienes que obligarte a hacer algo que no te gusta, busca aquello que se parece más a ti y te funcione. Con un amigo o con tu pareja, aprovecha que el fin de semana tenemos más tiempo libre y comparte y socializa de manera sana y divertida.
- Haz una comida «deliciosamente calórica». Date un buen gusto y come sano el resto de las comidas. ¡Esa comida no te va a engordar! Así como no engordas con una ensalada a la semana, no vas a engordar con una hamburguesa a la semana.
- No abuses del alcohol, nada engorda más que la bebida. Si sales a tomar come muy sano; o tomas o comes. Y si tomas opta por vodka con soda, limón y edulcorante, o por vino. Aléjate de los cocteles dulces pues son una bomba de calorías.
- Duerme bien, al menos 7 u 8 horas.
- Desayuna con proteína y carbohidratos de buena calidad: huevos, avena o fruta.
- Evita comer viendo TV, eso hace que comas en piloto automático e ingieras más calorías. Debemos aprender a alimentarnos de manera consciente, enfocados en lo que estamos haciendo. Recuerda que comer es una experiencia senso-

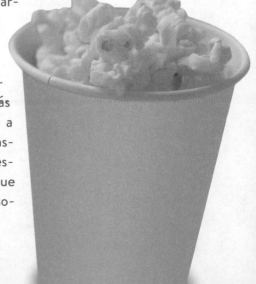

rial y cuando lo haces distraído ni siquiera lo disfrutas en su totalidad y comes en exceso sin necesidad.

- Ten en la despensa cosas sanas de picar como palomitas naturales, frutos secos, gelatina sin azúcar, ten frutas lavadas y listas en el refrigerador. Anticiparte a los antojos es la mejor herramienta. Retira todo aquello que sea un detonante para ti, la fuerza de voluntad está sobrestimada, así que toma medidas.

- Aléjate del pensamiento «todo o nada». El fin de semana dura prácticamente 3 días, si te desatas puedes cancelar todo el trabajo que haces de lunes a viernes.

- No vayas a una fiesta o reunión con hambre. Pica algo de proteína en tu casa (pollo, carne, *whey protein*, etc.). Así evitas comer de más. Si estás en una reunión y aún tienes ganas de comer, no tienes porque aislarte, prueba un poquito de lo que más te guste, dos bocados de cada cosa y así evitas abusar pero te das tu gusto.

- Toma 3 litros de agua al día, con ello logras mantener acelerado el metabolismo y tendrás el apetito bajo control.

APRENDE A IR A LA MESA DE MANERA CONSCIENTE. EL ACTO DE COMER ES UNA EXPERIENCIA SENSORIAL EN LA QUE DEBEMOS ENFOCARNOS PARA LOGRAR DISFRUTARLA

LOS FINES DE SEMANA DE @SASCHAFITNESS

Los viernes hago mi comida trampa. Salgo con mi esposo a cenar y como algo rico, lo que me provoque, sin remordimiento, hasta estar satisfecha. El sábado hago ejercicio y como sano, no ando tan pendiente de comer cada 3 horas. Generalmente de lunes a viernes hago 6 comidas. Los sábados y los domingos hago quizás cuatro. Como más cantidades de proteína en las comidas. Me tomo unos vinitos el sábado por la noche. El domingo me paro tarde de la cama y no hago ejercicio. Siempre sigo las recomendaciones que planteé en este apartado cuando tengo una reunión fuera casa. Disfruto y me relajo un poco pero no hago desastres. Así logro mantenerme.

La idea no es que te restrinjas, sino que aprendas a encontrar un equilibrio. Se trata de lograr un estilo de vida, no de una práctica transitoria. Y si sientes que te portaste mal pues entonces la próxima semana aprieta, aliméntate muy bien e intensifica el ejercicio. Todo tiene solución.

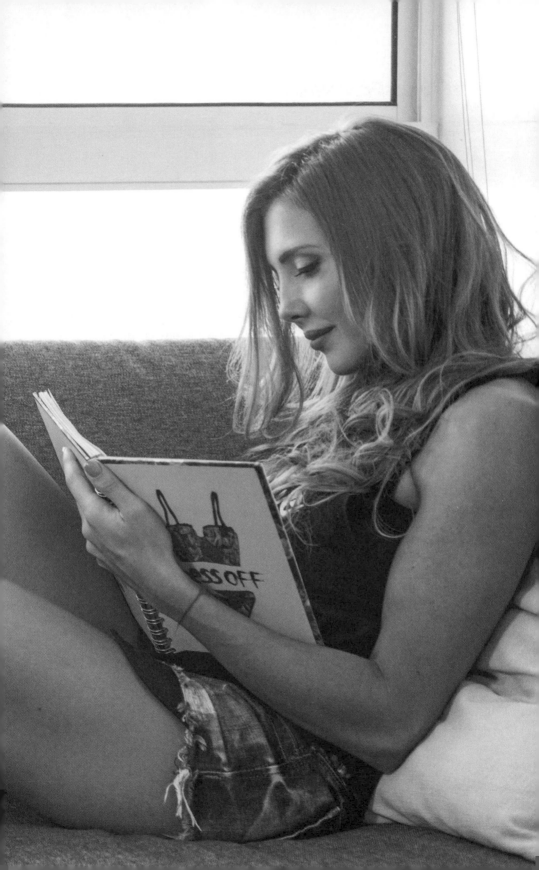

#FitnessParaNiños

No hay mejor regalo para tus hijos que enseñarlos a disfrutar de un modo de vivir que les dé salud, energía, seguridad, fuerza, autoestima y una relación sana con su cuerpo. Como especialista y como mamá te recomendaré algunas pautas básicas:

- Deben comer suficiente proteína. La proteína ayuda a construir y reparar órganos. Tu hijo puede obtener proteínas del pollo, la carne, el pescado, los huevos, las nueces y las legumbres (guisantes, lentejas, garbanzos, cacahuates, etc). También de lácteos bajos en grasa como el yogur griego, la leche descremada y los quesos (con moderación). En esta parte hago un paréntesis necesario. Muchos adultos evitamos los lácteos porque no los toleramos bien. La enzima que los digiere muchas veces se torna ineficiente y además la leche tiene un azúcar natural que eleva la insulina y tiende a estancarnos. Pero en los niños esto no es importante; tener un abdomen marcado no es un tema para ellos. Es significativo entender entonces la diferencia entre la alimentación saludable para un niño y la alimentación *fitness* de un adulto.

- Enséñalos desde pequeños a comer frutas y vegetales. Tienes que ser creativo pues los niños son muy visuales. Prepara platos divertidos, sin condimentar mucho la comida. Evita añadir mucha sal o azúcar, deben aprender a apreciar el sabor natural de los alimentos. No disfraces los sabores, sus paladares deben ser educados para que cuando sean adultos coman de todo. Los vegetales y las frutas tienen nutrientes y fibras vitales. Dale a tu hijo mucha variedad (brócoli, ejotes o alubias verdes, zanahoria, tomate, espinaca, pepino, lechuga, etc). En las meriendas ofrécele frutas coloridas como fresas, duraznos, kiwis, peras y manzana. Frutas dulces como uvas, sandía o plátanos son buenas alternativas. Lava bien la fruta para quitar la suciedad y las sustancias químicas, y deja la piel, que contiene gran parte de la fibra y de los nutrientes. Si puedes comprar frutas y vegetales orgánicos mucho mejor porque tienen menos pesticidas.

- Incluye cereales naturales, tubérculos de carga glucémica media y granos, con ellos su energía se incrementará. Mientras más fibra contenga un alimento más lento lo digieren y más energía tendrán. Enséñalos a comer alimentos integrales; no notan la diferencia si desde chiquitos los enseñas a comer pan, arroz y pasta integrales. Las mejores fuentes de carbohidratos para tus hijos son avena, arroz integral, camote, granos, quinoa, frutas. A diario se pierden billones de células que se regeneran y forman con base en lo que comemos. Tú construyes la salud del futuro de tus hijos con la comida que les das hoy. No les sirvas de desayuno cereal azucarado, prepárale una avena con leche descremada o leche de almendra, un poco de canela, miel y plátano picado.
- Asegúrate de que consuma grasas buenas, son importantísimas para el buen funcionamiento celular y hormonal. Ofrece las grasas del pescado, del aguacate, de las nueces, de las semillas y aceites vegetales como el de oliva o el de coco. Incluye trocitos de aguacate en el almuerzo. Dale de merienda una rebanada de pan integral con mantequilla de cacahuate natural y mermelada de fresa. Ofrécele almendras cuando tú las estés comiendo.
- El agua es vital. Deben acompañar sus comidas con agua y no con jugos o refrescos. Una lata de refresco o un jugo de cartón tienen 12 o 14 cucharaditas de azúcar que solo aportan calorías vacías. Si quieres darle un poco de sabor prueba dejar la jarra de agua con rodajas de fresa, naranja y kiwi en el refrigerador, así adquiere un sabor rico y diferente.

✳ Alimentos que debes evitar o disminuir notablemente

Evita alimentos que sean altos en azúcar, harinas refinadas, sal y grasas saturadas y trans. En este renglón hay que descartar golosinas, pasteles, helados, leche achocolatada, refrescos, azúcar de mesa, comida chatarra como papas fritas, etc. No son comidas divertidas, como piensan algunos. Son niños y tenemos que ser cuidadosos en extremo pues están en plena etapa de crecimiento.

Existen las excepciones, por supuesto, cuando van a una fiesta o en una salida familiar. Pero la comodidad debe quedar a un lado: las golosinas no son opciones para las loncheras; los sitios de comida rápida no son parada obligada durante la semana. Los alimentos muy procesados, altos en azúcar y harinas refinadas no solo acarrean problemas físicos sino también de comportamiento. Los niños que consumen mucha azúcar algunas veces son hiperactivos y con cambios emocionales bruscos; tienen patrones de sueño y de apetito irregulares y se les hace más difícil a largo plazo adoptar un estilo de vida saludable. Escoge lo mejor para ellos.

✳ Consejos para formar niños saludables

> Aleja las tentaciones y créale buenos hábitos. Lo primero es ofrecer opciones saludables y apartar de ellos las cosas pocos nutritivas. El apetito de los niños cambia de un día a otro. Una mañana tu hijo querrá comer mucho y otra preferirá platos simples. Esto es normal, no lo fuerces. Enséñalo a escuchar las señales que le envía su cuerpo. Obligándolo a comer propicias que a futuro tu hijo coma por gula o se refugie en la comida en ciertos momentos. No caigas en el error de «no te paras hasta que te termines todo lo que hay en el plato». Esta opción es fatal. Al cerebro le toma 20 minutos procesar la señal de que estás satisfecho así que invítalo a comer lentamente y masticar bien los alimentos. Establece horarios más o menos fijos para las comidas. Los niños, sobre todo los más pequeños, prefieren picar durante el día que comer grandes cantidades, y eso también es válido; en lugar de hacer tres comidas muy grandes, hazle cinco más pequeñas. Cuidado, si tu hijo tiene patrones anormales a la hora de comer, ayúdalo a controlar esa situación sirviéndole la comida en platos más pequeños para educar su cerebro. Y si come muy poco entonces procura que lo primero que consuma sea lo más nutritivo y calórico. Si percibes algo extraño debes consultarlo con el pediatra y con un nutricionista.

> Ejercicio desde pequeños. Muchos todavía no comprenden que el ejercicio tiene que ser un hábito más. Los niños también necesitan el ejercicio para drenar energía y para fortalecer

los músculos. Si hacen ejercicio desde pequeños luego no representará un sacrificio para ellos. Hoy en día con la tecnología los niños están muy encerrados, trata de que pasen menos tiempo frente al televisor o en la tablet. Si ya está entrando en la adolescencia lo puedes inscribir en un gimnasio y con la ayuda de un entrenador puede comenzar a ejercitarse.

> Mente sana en un cuerpo sano. Es vital que rodees a tus hijos de mensajes positivos que los ayuden a comprender la importancia de vivir de manera sana. Habla sobre el ejercicio desde un punto de vista trascendente, no solo por lo estético. Evita usar la palabra «gordo» o «flaco» frente a ellos. Quítale el aspecto superficial al tema del ejercicio. Evita criticar a otros por su aspecto físico o a ti mismo frente a ellos.

> La diversión, un tiempo vital. Hagan actividades físicas juntos, juegos divertidos en casa, clases de baile, caminar en un parque, practicar un deporte juntos. Llévalo al supermercado a seleccionar vegetales y frutas y explícale los beneficios de escoger lo mejor para su salud. Preparen juntos recetas saludables. Todo lo que refuerce su autoestima es importante. Y recuerda, no hay mensaje más positivo y más poderoso que el ejemplo. Si quieres que tus hijos coman sano, hazlo tú. Tienen que ver en ti los frutos de este estilo de vida pues como reza el dicho: «una acción vale más que mil palabras».

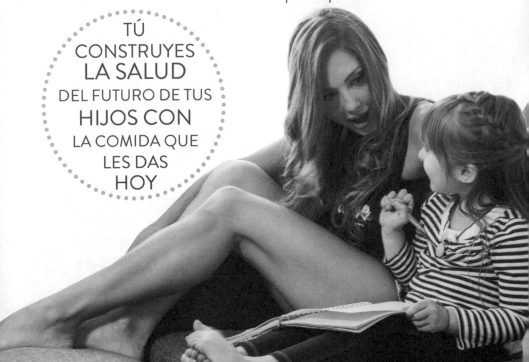

TÚ CONSTRUYES LA SALUD DEL FUTURO DE TUS HIJOS CON LA COMIDA QUE LES DAS HOY

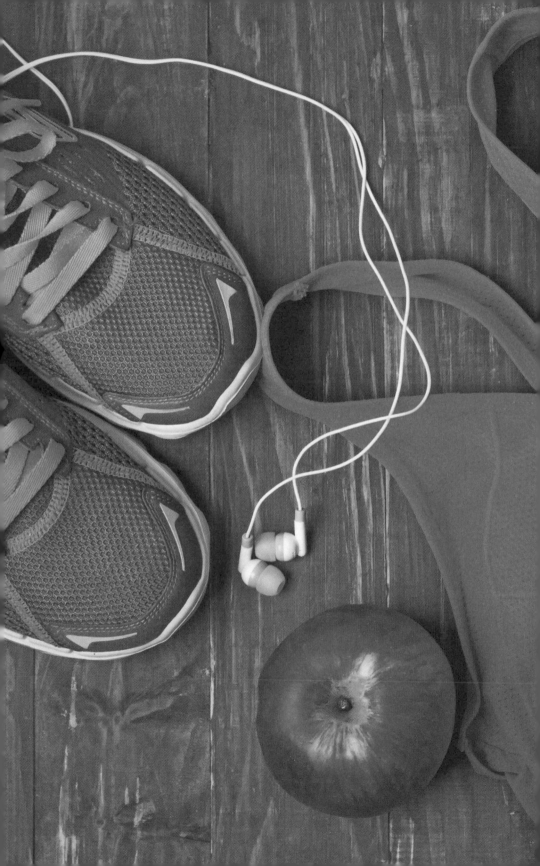

Entrenamiento

Beneficios del ejercicio físico

El ejercicio tiene muchísimos beneficios. No solo te ayudará a estar en forma, perder grasa y aumentar masa muscular, te dará mucho más que eso. Si aún lo dudas y no has conseguido impulso suficiente para activarte, quiero motivarte a través de estos *must*. En general, un persona que hace ejercicio con regularidad y disciplina obtiene estos beneficios:

- Previene problemas cardíacos. Debido a que el ejercicio ayuda a perder grasa, disminuye el colesterol malo, mejora el funcionamiento del corazón y de los pulmones, disminuye la presión arterial y las pulsaciones, es ideal para reducir las posibilidades de sufrir afecciones cardíacas.
- Mantiene a raya la diabetes pues ayuda a regular los niveles de glucosa en sangre.
- Disminuye las molestias del síndrome premenstrual porque permite controlar los desbalances hormonales asociados a este proceso y eleva las betaendorfinas.
- Es un aliado en la lucha contra el cáncer. Ayuda a prevenir esta enfermedad en gran parte debido a que te mantiene en un peso saludable con un porcentaje de grasa normal o bajo.
- Baja notablemente la ansiedad pues incrementa en el cerebro la liberación de químicos que mejoran de manera importante el estado de ánimo.
- Reduce las alergias porque disminuye la congestión nasal.
- Evita la osteoporosis pues entrenar con pesas incrementa la densidad ósea, lo que disminuye el riesgo de fracturas.
- Previene los problemas de memoria y concentración. El ejercicio mejora notablemente las habilidades cognitivas ya que incrementa la circulación sanguínea y la oxigenación del cerebro.

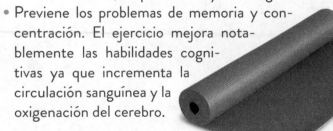

- El ejercicio ayuda a elevar el colesterol bueno (HDL) y a disminuir el colesterol malo (LDL).
- Es un aliado contra la depresión. Hacer ejercicio aumenta los niveles de endorfina y serotonina, lo que mejora tu estado de ánimo.
- Otros beneficios: disminuye la presión sanguínea; previene o mejora artritis; reduce problemas de espalda ya que fortalece la zona baja y el recto abdominal; evita el estreñimiento; reduce la mortalidad, previene la obesidad; disminuye los episodios de jaqueca; mantiene a raya la fatiga; mejora el funcionamiento pulmonar; fortalece la autoestima y la seguridad en ti mismo.

¡AUMENTA TUS NIVELES DE ENDORFINA Y SEROTONINA HACIENDO EJERCICIO!

Beneficios de entrenar con pesas

El entrenamiento de fuerza es la mejor manera de conseguir un cuerpo en forma, equilibrado y saludable. Nada mejora tu composición corporal (menos grasa, más músculo = metabolismo + rápido) como el entrenamiento de fuerza.

Pero un «buen cuerpo» es solo una de las muchísimas cosas buenas que puedes obtener con el entrenamiento de fuerza. El levantamiento de pesas afecta positivamente todas las funciones vitales, beneficia el sistema inmunológico, mejora el equilibrio hormonal, la función de los órganos, la cognición y la motivación. Con un entrenamiento de fuerza puedes lograr:

- Perder grasa y acelerar el metabolismo. Entrenar con pesas causa adaptaciones fisiológicas y metabólicas en el músculo que protegen tu cuerpo de la grasa. Mientras más músculo, más receptores de insulina tendrás en las células musculares, y esto hace que los carbohidratos que consumas vayan directo al músculo (glucógeno) en lugar de al tejido adiposo, por lo que son quemados como fuente de energía y tu sensibilidad a la insulina mejora. Cuanto más músculo tengas, más calorías netas al día vas a quemar. Tu metabolismo se acelera muchísimo luego de entrenar. Además, al aumentar masa muscular incrementas el número de mitocondrias musculares, llamadas también *powerhouse of the cells*», en las que se quema la grasa como fuente de energía. Imagina que son como fábricas quema grasa; mientras más tengas, más grasa quemas.
- Reparar un mal metabolismo, combatir el síndrome metabólico y prevenir la diabetes. Cuando aumentas músculo mejora tanto la receptividad de los músculos a la insulina como su demanda de glucosa, es decir, que menos de lo que comes se reserva como grasa. También se reduce la grasa abdominal y mejora el equilibrio hormonal del cuerpo.
- Mantenerte en forma es más fácil. Cuando evitas el entrenamiento con pesas y solo te apoyas en el cardiovascular y

en la dieta, tu metabolismo se torna más lento, eres más propenso a la flacidez y al efecto rebote. Llegará un momento en el que tendrás que ajustar calorías para no aumentar o seguir «rebajando» (es más el peso en músculo que pierdes que la grasa). Las pesas te optimizan el funcionamiento metabólico, mejorar la composición corporal y no tomar medidas extremas en la dieta. Recuerda

LAS PESAS MEJORAN EL FUNCIONAMIENTO METABÓLICO

que a medida que envejeces tu metabolismo se pone más lento y lo único que contrarresta esto es el entrenamiento con pesas.

- Verte más tonificado y en forma. Esa apariencia dura y definida se logra perdiendo grasa e incrementando la masa muscular para darle mejor forma a los músculos; es decir, si solo entrenas con poco peso y haces millones de repeticiones no vas a ver mayores resultados. El músculo necesita estímulo, no te vas a poner grande porque las mujeres no tenemos suficiente testosterona, y si haces cardiovascular y cuidas lo que comes es imposible ponerte «grande». Para eso tienes que comer más de lo que quemas y evitar el ejercicio cardiovascular.

- Entrenar pesas mejora muchísimo el balance hormonal, y las hormonas controlan absolutamente todo: tu estado de ánimo, la pérdida de grasa, el aumento de masa muscular, los patrones de sueño y la fertilidad. Cualquier mujer que quiere perder grasa necesita controlar estos patrones. Además, las pesas disminuyen el cortisol, hormona del estrés que hace acumular grasa abdominal y eleva la insulina; al mismo tiempo incrementan la hormona del crecimiento y la testosterona, que ayudan a que quemes más grasa como fuente de energía y mejoran notablemente la sensibilidad a la insulina, lo que hace que menos carbohidratos se acumulan como grasa.

- Ser más inteligente. Piensas mejor, te concentras más, mejora tu capacidad analítica. El entrenamiento intenso te ayuda porque además de mejorar la utilización de la energía por parte del cerebro, incrementa los niveles de adrenalina que estimulan ese órgano y estimula o impulsa la función de neurotransmisores como la dopamina.

- Prevenir distintos tipos de cáncer porque mantiene tus hormonas bajo control. Disminuye presión arterial, triglicéridos y colesterol.
- ¡Mejorar la densidad ósea y prevenir fracturas! Reduces el riesgo de fracturas 50% en hombres y 20% en mujeres.
- Prevenir insomnio y mejorar la calidad del sueño.
- Las pesas ayudan a esculpir tu cuerpo. Con ellas puedes atacar «esas» áreas problemáticas. Aun cuando sabemos que no podemos elegir dónde perder grasa, sí podemos escoger qué áreas queremos desarrollar y fortalecer más.

Lo interesante, y lo que más me gusta del entrenamiento de fuerza, es que requiere que pongas todo de ti, que trabajes la disciplina y la paciencia. El entrenamiento te obliga a practicar la constancia, porque transformar tu cuerpo mejorando la composición corporal toma su tiempo.

Pero también está el increíble elemento de gratificación instantánea. Cada entrenamiento hace que quemes calorías, acelera el metabolismo y libera una cascada de hormonas que te hacen sentir muy feliz, de buen humor y seguro. Esta dicotomía de tener que esperar y persistir día tras día para ver resultados es alimentada por una satisfacción inmediata diaria. Como resultado, no solo te ves mejor sino que ¡te sientes mejor! Te da una sensación de fortaleza impresionante, mejora tu autoestima y tu actitud ante la vida.

HACER PESAS
AUMENTA
LA DENSIDAD
ÓSEA

RECOMENDACIONES BÁSICAS
PARA EL ENTRENAMIENTO

- Procura mantener períodos cortos de descanso entre cada serie. Esto ayuda a quemar más calorías en menos tiempo y también a incrementar el consumo de oxígeno después del ejercicio. También quemas más calorías y grasa en el proceso y período de recuperación, es decir, tu cuerpo consume más calorías y grasa luego de haber terminado el entrenamiento porque le cuesta trabajo volver a su estado inicial y debe recuperar el oxígeno perdido.

- Los descansos más cortos incrementan y mejoran la respuesta hormonal, elevan testosterona, IGF-1, hormona del crecimiento, y todo esto conduce a un metabolismo más acelerado, es decir, a una mayor oxidación de grasa. E incluso más, si el descanso es activo, es decir, si en lugar de sentarte por 30 segundos te montas en la caminadora, saltas cuerda, haces algún pliométrico, etc., obtienes mejores resultados. El descanso activo ayuda a disminuir la acumulación de ácido láctico, que tiende a fatigarnos y a bajar nuestro rendimiento.

- Cuenta el tiempo que descansas, no lo dejes de medir. Que sea aproximadamente 30 segundos. El descanso debe ser lo suficientemente corto como para obtener todos estos beneficios pero también que dure lo suficiente como para que cuando retomes el ejercicio que estabas haciendo lo hagas con buena técnica y a una buena intensidad.

- Cuidado con las distracciones. Cuando entrenes deja el teléfono a un lado o úsalo solo si tienes allí tu playlist de música y lo utilizas como un iPod, pero no para revisar redes sociales o chatear. Ya habrá tiempo para eso.

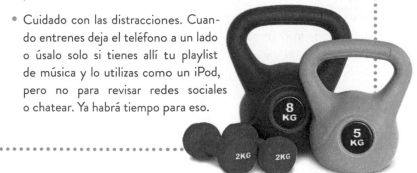

Pesas y corredores

Si te gusta correr y has estado luchando para aumentar tu ritmo o necesitas incrementar un poco la velocidad de tu *sprint* para el golpe final, el entrenamiento de fuerza es tu solución. Los atletas de otros deportes de resistencia, como natación y ciclismo, también se benefician del entrenamiento de fuerza.

Un buen programa de entrenamiento puede ayudarte a perder grasa y sabemos que la ligereza es un buen beneficio para corredores. También aumenta la resistencia y ayuda a prevenir lesiones, a la vez que mejora la utilización de oxígeno. Por supuesto también aporta una serie de beneficios protectores como incrementar la sensibilidad a la insulina, mantener niveles más elevados de antioxidantes, y esto es importante para cualquier atleta.

Si ya estás entrenando y no has visto resultados quizás no tienes el plan de entrenamiento adecuado. Tendrás que hacer ajustes para obtener mejores resultados.

 ## Beneficios del entrenamiento de fuerza para corredores:

- Ayuda a que seas más rápido. El entrenamiento incrementa la fuerza en las piernas y mejora la eficiencia con la que el cuerpo utiliza la energía y el oxígeno.
- El aumento de la capacidad de tu cuerpo para utilizar el oxígeno de manera eficiente es uno de los objetivos principales de los deportes de resistencia, y se mide por el VO 2 max o «consumo máximo de oxígeno». Si se puede disminuir la cantidad de oxígeno necesario para funcionar a una cierta velocidad, podrás mantener un ritmo acelerado durante más tiempo y es probable que seas capaz de correr más rápido en general.
- Un buen entrenamiento de fuerza permite incrementar hasta 21% el tiempo que puedes correr a tu velocidad aeróbica máxima.

- Una de las razones por las que el entrenamiento de fuerza aumentará tu velocidad es que vas a incrementar la proporción de fibras musculares tipo 2, que son capaces de producir velocidad y potencia. Las fibras de tipo 2 son las dominantes en los velocistas, quienes tienen una gran concentración de «fibras de contracción rápida». El tipo de entrenamiento que llevan los velocistas o *sprinters* hace que estas fibras se desarrollen en mayor medida. Hay distintos tipos de fibras musculares, las principales son las tipo 1, que son las aeróbicas, y las tipo 2, que son las anaeróbicas. Lo interesante es que según el tipo de entrenamiento puedes variar la proporción de estas fibras. Las fibras tipo 1, que abundan en maratonistas o ciclistas, te ayudan a resistir y a durar. Las fibras tipo 2 incrementan velocidad y potencia.
- Combinar ejercicios de resistencia como correr con un programa de entrenamiento de fuerza le aportará un muy buen estímulo a tus músculos y obtendrás mejores resultados en cuanto a velocidad y resistencia.
- El entrenamiento de fuerza también te ayuda a perder más grasa porque el ambiente hormonal mejora muchísimo y aceleras el metabolismo. Y como ya señalé, si tienes menos grasa y más músculo, serás más ligero y rápido.
- Un entrenamiento adecuado de fuerza no te hará más pesado, pero sí mejorará tu composición corporal. Con el protocolo adecuado, de entrenamiento y una buena alimentación no vas a ganar más peso.
- Sé que existe una preocupación en los corredores en torno a si el entrenamiento de fuerza los pondrá más pesados y lentos.

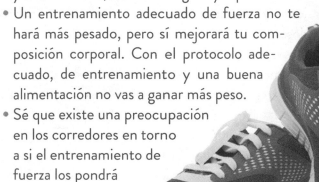

La respuesta es no. El ejercicio de resistencia crea un ambiente catabólico que degrada el músculo y cambia la proporción de tus fibras musculares mayormente a fibras de tipo 1. El entrenamiento de fuerza contrarrestará este proceso de degradación muscular e incrementará tu fuerza, pero el ambiente anabólico será mitigado, es decir, no se genera hipertrofia muscular.

LAS PESAS MEJORARÁN TU **CAPACIDAD** PARA UTILIZAR **OXÍGENO** Y OXIDAR **GRASA**

- Los procesos catabólicos y anabólicos se cancelan el uno al otro. Para generar una hipertrofia y ganar peso debes minimizar la cantidad de cardiovascular que haces y tener un protocolo de entrenamiento distinto. El entrenamiento en atletas de resistencia incrementa las fibras musculares tipo 2 y mejora la proporción entre ambas. También mejora la función neuromuscular y la utilización de combustible para lograr un mejor desempeño.

- Ayuda a prevenir lesiones. Te permitirá deshacerte y prevenir molestas lesiones o algún dolor crónico. También corrige los desequilibrios estructurales que aumentan el riesgo de lesiones y conducen a patrones motores incorrectos. Ciertos desequilibrios musculares en alguna extremidad pueden causar problemas para los corredores, por ejemplo, el vasto medial oblicuo es un eslabón débil común. Se trata de la parte interna del músculo vasto interno, que es uno de los cuatro músculos del cuádriceps, y cuya función principal es estabilizar la rótula. Otro problema son las pantorrillas débiles, que contribuyen al dolor en la tibia. Puedes incluir ejercicios de piernas unilaterales y bilaterales para evitar desequilibrios y prevenir lesiones.

- El entrenamiento de fuerza disminuye el estrés oxidativo, y esto es común en atletas de alto rendimiento por el constante estrés que provoca al cuerpo el tipo de entrenamiento que llevan a cabo.

• Mejora mucho la sensibilidad a la insulina. La dieta de un atleta de alto rendimiento es alta en carbohidratos, principal responsable de la estimulación de esta hormona.

• Controlar la insulina es un componente importante para tu salud y para el rendimiento, ya que ayudará a mejorar los niveles de energía y a acelerar la recuperación luego de un entrenamiento de resistencia intenso con la reposición de las reservas de glucógeno. Si tus células se convierten en resistentes o poco sensibles a la insulina vas a tener un metabolismo más lento, vas a acumular más grasa y poco a poco tu rendimiento se verá afectado.

• Un error en atletas que quieren mejorar velocidad y rendimiento es entrenar con poco peso e infinitas repeticiones. La verdad es que necesitas entrenar con peso para ganar fuerza y potencia. El máximo peso que puedas levantar sin perder la buena postura y completar 15 repeticiones. Quienes quieren aumentar músculo deben evitar el cardiovascular y levantar un peso que solo les permita completar 10 repeticiones.

• Los ejercicios que más te benefician son los compuestos multiarticulares, como sentadillas o peso muerto. También ejercicios como desplantes o lunges y step-ups son muy buenos; ejercicios para determinados músculos como los cuadríceps (leg extension y todos los que estimulan las pantorrillas); ejercicios isométricos como planchas para fortalecer el recto abdominal; todos son vitales.

• No vas a ganar peso por hacer algunas horas de ejercicio cardiovascular, sencillamente mejorarás fuerza, potencia, velocidad y ambiente hormonal. Utilizarás de manera más eficiente tus carbohidratos y el combustible. Mejorarás tu capacidad para utilizar oxígeno y oxidar grasa como fuente de energía, y tendrás mejor composición corporal, más energía y serás más rápido.

Errores frecuentes
en el entrenamiento

¿Vas al gimnasio la mayoría de los días y entrenas intensamente pero no ves resultados? Estos son algunos de los errores frecuentes que podrías estar cometiendo luego de entrenar y que afectan tu progreso.

- Te premias demasiado. Terminaste de entrenar, agotado, y sientes que lo hiciste tan bien que mereces un premio. Usar tu entrenamiento como una excusa para comer cualquier cosa es un error, ¡70% de todo está en la alimentación! No sobrestimes lo que quemas en un gimnasio, solo le sacarás provecho a tu entrenamiento si comes de manera adecuada. Los placeres culposos son superválidos. ¡Pero, cuidado!, no a diario; una o dos veces a la semana es suficiente.

- En lugar de agua optas por bebidas deportivas isotónicas. Estas están destinadas a atletas de alto rendimiento que hacen actividad física por más de dos horas, porque están cargadas de glucosa (con azúcar y sodio), así que si entrenaste pesas y cardio, hora y media de ejercicio, lo que necesitas es agua o agua de coco, no estas bebidas deportivas. Repite conmigo: en presencia de azúcar el cuerpo no quema grasa.

- Te rindes al primer dolor o incomodidad. Entrenaste tan intenso hoy que te duelen los músculos así que dejas de ir al gimnasio hasta que la molestia desaparezca. Estos dolores ocurren por microdesgarres en las fibras musculares, que son normales cuando entrenas intenso, y es esto lo que hace que tu cuerpo por sobrecompensación regenere esas fibras y las ponga aún más fuertes y aumentes o fortalezcas la masa muscular. Debes realizar estiramientos después de entrenar, podrías tomar 3 o 5 g de glutamina, que ayuda a regenerar y bajar dolor, y dejar descansar ese músculo en particular por 72 horas. Al día siguiente entrena otro músculo que no sea el que te duele, haz ejercicio cardiovascular, pero no dejes de ir al gimnasio.

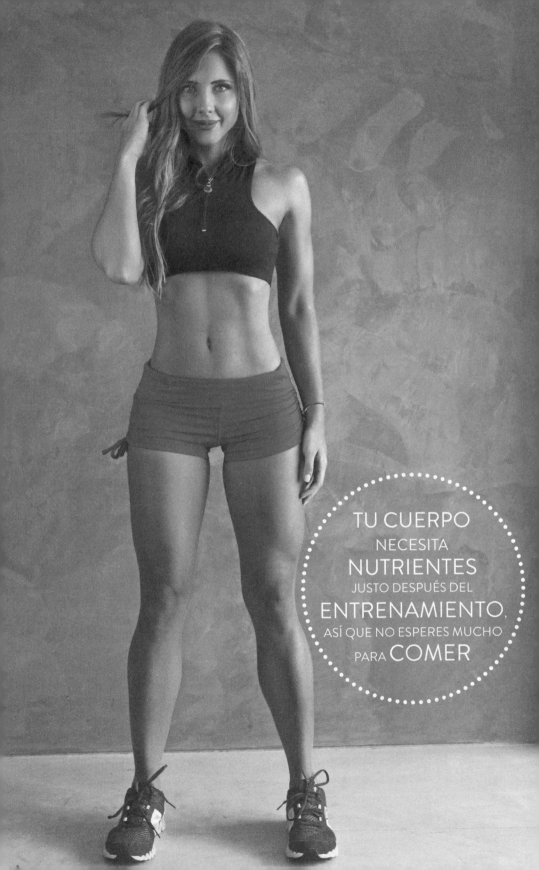

TU CUERPO
NECESITA
NUTRIENTES
JUSTO DESPUÉS DEL
ENTRENAMIENTO,
ASÍ QUE NO ESPERES MUCHO
PARA COMER

¿Cómo ganar masa muscular?

Para ganar masa muscular debes someter tus músculos a mucho estrés. Es decir, tienes que aplicar un estímulo externo importante que lo «saque de su zona de comodidad». La carga continua hará que el músculo tenga que adaptarse y con el tiempo crecer más y más. Esa es la teoría.

Ahora veamos qué podrías hacer en cuanto a la alimentación para ganar masa muscular:

> Las calorías. Son clave, pero no lo son todo. Para ganar masa muscular necesitas un excedente calórico, consumir más de lo que quemas, pero hay quienes llevan esto muy lejos y no cuidan la calidad de sus calorías. No es lo mismo comer pollo con arroz y verduras que optar por una pizza de harina refinada con grasa. Para regenerar y reconstruir la masa muscular luego del entrenamiento necesitas comer, es decir, cuando entrenas pesado ocurren microdesgarres en las fibras y con los alimentos adecuados y una debida ingesta calórica se regeneran y se tornan más fuertes, se hipertrofian. Sin embargo, muchas personas sobrestiman las necesidades de energía para ganar masa, fomentando la ingesta de un contenido calórico extremo. Esto a menudo conduce a un aumento de grasa corporal, lo que te hace más grande, obvio, pero con mucha más grasa. En general, el objetivo debe ser aumentar de 300 a 500 calorías más cada día, o sea 300 más que tus requerimientos para mantenerte. Calorías de calidad.

> Concéntrate en las proteínas. Son las protagonistas para el aumento de masa, ya que es el único macronutriente capaz de estimular el crecimiento muscular. Debes consumir hasta 2 g de proteína por kilo de peso corporal al día. Comer cada tres horas te ayudará a asegurarte de que absorbes y asimilas la suficiente proteína para apoyar el crecimiento muscular. Calcula que por comida consumas de 20 a 30 g de proteína. Por ejemplo,

100 g de pechuga de pollo contienen casi 30 g; 4 de huevo tienen 15 g. Procura variar las fuentes de proteína en la dieta, la carne de res es muy buena porque es alta en proteínas y creatina; pollo, pescado y mariscos contienen zinc y esto incrementa los niveles de testosterona, hormona anabólica por excelencia. Ahora, el carbohidrato también cumple su función pues es ahorrador de proteína; si no consumes suficiente carbohidrato el cuerpo utilizará la proteína como fuente de energía y le robarás al cuerpo material de construcción, así que tus músculos no crecerán. Procura incluir carbohidratos en todas tus comidas, menos en la última, la cena, donde lo sustituirás por una fuente de grasa buena. Esto a menos de que entrenes por la noche, pues en ese caso sí debes consumir arroz, papa, granos, frutas, avena, camote o plátano.

> Comer después del entrenamiento es vital. Es muy importante ingerir proteína y carbohidratos inmediatamente después de un entrenamiento, es el único momento del día cuando se recomienda consumir un carbohidrato de alto índice glucémico, de rápida digestión. Luego de entrenar *intenso* y *pesado* existe una ventana anabólica de una hora cuando las células musculares están más receptivas. Ese carbohidrato difícilmente irá al tejido adiposo, va a las células musculares como reserva de glucógeno y es la gasolina que utilizará el músculo para regenerarse. Al mismo tiempo, esta elevación momentánea de la insulina ayuda a que los aminoácidos en la proteína lleguen más rápido a los músculos, y los aminoácidos son el componente estructural de la proteína y el material de construcción, los ladrillos que forman la «pared». Antes de entrenar necesitas energía sostenida, es decir, carbohidratos complejos de lenta absorción (arroz integral, avena, camote, junto con una fuente de proteína). Luego de entrenar necesitas proteína y carbohidratos de rápida absorción, un licuado de *whey protein*, papa sin piel o dextrosa o un suplemento a base de carbohidrato para posentrenamiento.

> Suplementar es una opción. Los suplementos ayudan mucho, pero antes de tomar una pastilla asegúrate de que tu dieta sea correcta, que estás entrenando pesado e intenso y de manera constante, que estás descansando lo suficiente y que estás siendo disciplinado en la ejecución de tu plan de entrenamiento. Si cumples estos requerimientos puedes pensar en un suplemento, pues te ayudará. Si no controlas estas variables, el suplemento no logrará nada por sí solo. Hay muchos en el mercado, no te abrumes. Los más necesarios y efectivos son una proteína de buena calidad (*whey protein isolate*), que podrías tomar al despertarte, antes y después de entrenar. La creatina, porque ayuda a incrementar tu fuerza y resistencia notablemente. Los aminoácidos como la glutamina, que incrementan la recuperación y alivia el dolor posentrenamiento. Los aminoácidos de cadena ramificada (BCAA) que previenen catabolismo muscular, incrementan la síntesis de proteína, aceleran la recuperación y disminuyen los niveles de cortisol; los puedes tomar antes y después de entrenar, 5 g de cada uno aproximadamente. La arginina eleva naturalmente los niveles de hormona del crecimiento y óxido nítrico y te permitirá entrenar con más intensidad; además, ayuda a que los nutrientes lleguen de manera más eficiente a los músculos. Por último, el ZMA es un suplemento a base de zinc, magnesio y vitamina B6, que antes de dormir ayuda a entrar en el sueño profundo, recuperar masa muscular, mejorar la sensibilidad a la insulina y elevar los niveles de testosterona naturalmente. Revisa con detenimiento en la primera parte de este libro el capítulo dedicado a los suplementos.

En cuanto al entrenamiento, para ganar masa muscular debes revisar los siguientes temas:

> Pierde grasa antes de aumentar. Revisa que tu porcentaje de grasa sea bajo. No puedes suponer que como tienes unos kilos de más y algo de sobrepeso vas a iniciar allí para aumentar músculo. Esa no es una opción. Tus hormonas no están en

orden cuando hay exceso de grasa y las hormonas son prota-
gonistas en una orquesta que debe trabajar en sincronía para
que todo fluya. Los hombres deben tener aproximadamente
11% o 12% de grasa y las mujeres menos de 19%. Lo primero es
asegurarte de que tu sensibilidad a la insulina es elevada, que tu
tiroides está en orden y que los receptores en tu cuerpo funcionan bien. Además, luego de aumentar viene una fase de definición, y aun cuando comas bien estás ingiriendo más calorías
y siempre aumentas un poquito de grasa. Si entras en forma en
la fase de ganar volumen pierdes con más velocidad ese poquito
de grasa y te verás definido más rápidamente. La profundidad
en los cortes musculares se logra cuando pierdes el exceso de
grasa, por muy pequeño que sea.

> Entrena pesado. Esto es clave, el cuerpo necesita un estímulo
externo importante. Los músculos literalmente deben sentir
que están siendo amenazados, esta es la forma en la que ellos
reaccionan. Cuando entrenas pesado e intenso ocurren microdesgarres en las fibras musculares y el cuerpo —a través de
un proceso llamado «sobrecompensación»— une estas fibras,
como si hiciera una especie de callo. Las pone más fuertes y
grandes para protegerse ante futuros posibles ataques. Tu cuerpo está diseñado para protegerte ante cualquier situación: te
cortas y el cuerpo cicatriza y forma tejido nuevo más resistente, es la manera que tiene de «compensar», protegerte y prepa-
rarte por si llegase a suceder de nuevo. Por eso debes «estresar»
los músculos. Claro está, hay que hacerlo con técnica, como
debe ser, sin volverse loco y ocasionar una lesión. Hago énfasis
en esto porque mucha gente entrena con un peso muy por debajo
de lo que deben y no retan los músculos. Además, siempre hacen lo mismo y luego se quejan porque no ven buenos
resultados.

> Antes de entrenar pesas calienta 10 minutos con cardiovascular
y haz los estiramientos después de las pesas. Levanta un peso
que no te permita completar más de 10 repeticiones.

> Minimiza el ejercicio cardiovascular. Para aumentar músculo necesitas excedente calórico y el cardiovascular te va a robar las calorías que necesitas. No hagas más de 25 minutos tres veces a la semana; no lo elimines por completo porque debes mantener condición física y cuidar el corazón, pero trata de evitar los cardiovasculares de larga duración.

> Haz muchos ejercicios compuestos de los que trabajan varios músculos, sobre todo grandes, a la vez. A menos que ya tengas una cantidad considerable de músculo desarrollado, los movimientos o ejercicios individuales como *curl* de bíceps o extensiones de tríceps no te van a ayudar a construir músculo rápidamente, así que no bases tu entrenamiento en este tipo de ejercicios. Los más importantes, a los que debes darles prioridad, es a los ejercicios compuestos como peso muerto, sentadillas, *pull ups* o dominadas y *press* de banca. Este tipo de ejercicios no solo trabajan más músculos en menos tiempo sino que también permiten utilizar un peso mucho más pesado del que puedes levantar con ejercicios de una sola articulación.

> Muchas personas no cuidan o no están muy pendientes del volumen y de la intensidad o de contar los tiempos, y entrenan sin mucho orden o sin controlar el movimiento de la contracción muscular cuando van hacia abajo con el peso (contracción excéntrica o negativa). Para que los músculos se tengan que adaptar y crecer debes tener en cuenta varios factores. Cuenta el tiempo y lleva el ritmo de cada contracción, y préstale atención a la fase excéntrica o negativa pues es muy importante cuando buscas aumentar músculo. Se trata de la contracción que se produce cuando el peso desciende. Por ejemplo, cuando haces *curl* del bíceps, contracción concéntrica o positiva es cuando estás subiendo el peso y excéntrica o negativa cuando lo estás bajando. Esa tensión al bajar genera hipertrofia

si te concentras bien en ella. Lleva el siguiente ritmo: en la fase concéntrica o positiva demora de 1 a 2 segundos, y en la negativa 4 segundos. Es decir, la contracción concéntrica es más explosiva y la negativa más lenta y concentrada. Entrena tan pesado que solo puedas alcanzar de 10 a 12 repeticiones, que no puedas hacer una más y que llegues al fallo muscular; es necesario mucho esfuerzo pero sin perder la buena postura. Es vital que mantengas siempre la conexión entre la mente y el músculo, y no olvides controlar tu respiración.

> Las ganancias masivas varían de acuerdo con la persona, el aumento será diferente de un individuo a otro, según su tamaño corporal, funcionamiento hormonal y el nivel de experiencia en el gimnasio. Para asegurarte de que estás ganando más masa que grasa no te fijes solo en el número de la báscula. En su lugar, básate en lo que se ve en el espejo y usa una cinta de medir. Dos veces al mes haz un registro de tu cintura y caderas (donde no quieres ganar), así como tu bíceps, pecho y cuadríceps (donde quieres aumentar). Además, no pienses que tienes que ganar una cantidad fija de peso cada semana. La ganancia de masa muscular no debe ser uniforme. Esto significa que puedes ganar 200 g en una semana y 500 g en la siguiente, tal vez ninguno en la tercera semana y todavía permanecer en el camino. Esperar ganancias uniformes es ignorar la composición y el funcionamiento complejo del cuerpo. Ni la ganancia de masa muscular ni la pérdida de grasa funciona de manera lineal, nunca es uniforme.

> Descansa. ¿Has escuchado el dicho de que los músculos crecen en el descanso? Pues es cierto, y para volver a entrenar un mismo músculo debes esperar 72 horas. Aunque ya lo he dicho, lo repito porque es importante que lo concienties. También debes establecer un día la semana para relajarte y no entrenar. Ese día de descanso baja la ingesta de carbohidratos, consúmelos en las primeras tres comidas (eso suponiendo que estás haciendo de seis a siete comidas al día cada dos o tres horas).

Entrenamiento metabólico: sacude la rutina

Ahorra tiempo y pierde más grasa con un entrenamiento intenso. Los entrenamientos metabólicos son aquellos en los que se llega al fallo muscular, se fatigan los músculos y se elevan las pulsaciones cardíacas, así quemas muchas más calorías y mejoras, como su nombre lo dice, el funcionamiento de tu metabolismo.

El entrenamiento metabólico se enfoca en incrementar las calorías que quemas 24 o 48 horas después del entrenamiento. Y puede elevar hasta 25% tu metabolismo por 48 horas. Es decir, por la intensidad del entrenamiento vas a quemar muchas calorías durante, pero también después del ejercicio intenso, pues tu metabolismo queda elevado y sigues quemando calorías y, por ende, grasa. Esto se debe en gran parte al consumo de oxígeno posejercicio, donde tu cuerpo debe de alguna forma «reponer» el oxígeno que perdió o no obtuvo durante el entrenamiento pesado.

¿Cómo es este entrenamiento? La mayoría de los ejercicios deben ser compuestos, en los que trabajes varios músculos grandes al mismo tiempo: sentadillas, *snatch*, desplantes, peso muerto, *push ups*, prensa, etc. Entrenar con un peso que te rete, llegando al fallo muscular, y haciendo de 12 a 15 repeticiones con mucho esfuerzo. No descanses más de 30 segundos. Es ideal si puedes hacer ejercicios pliométricos entre una seria y otra: saltos con sentadillas, *burpees*, saltar cuerda, *sprints*, *box jumps*, etc. No es para hacerlo todos los días, pero sí de dos a tres veces por semana. Te debe faltar el aliento; si estás relajado no lo estás haciendo bien.

Este tipo de entrenamiento produce una perturbación en la homeostasis (equilibrio) energética. Sacas al cuerpo de su zona de comodidad y lo obligas a adaptarse, a acelerar el paso. Cuando entrenas intenso y llegas al fallo muscular, con pocos descansos, también se incrementa la acumulación de ácido láctico, y el tener que removerlo de la sangre le cuesta a tu cuerpo un gasto energético extra. Los entrenamientos intensos además agotan rápidamente las reservas de glucógeno, y quedas en una deuda de oxígeno con tu cuerpo por lo que este trabaja extra para reponerlo. Todo esto hace que quemes más calorías y obligas a tu organismo a consumir más ácidos grasos como fuente de energía por el resto del día. Y por último, quemas más calorías por minuto y «como ya debes saber» 3500 calorías equivalen aproximadamente a medio kilo de grasa; mientras más calorías quemes, más grasa pierdes.

Ahora, cuando el entrenamiento es muy intenso, con descansos cortos, con pliométricos incorporados, el peso debe ser moderado, que te rete pero sin abusar, y por supuesto debes cuidar bien el rango de movimiento y la postura, tienes que hacerlo apropiadamente y con cuidado para no lesionarte. Cuida la técnica porque es muy importante. Este tipo de ejercicio es para quienes buscan perder grasa, para personas con noción y experiencia, no para principiantes.

¡RECUERDA!

Aun cuando un entrenamiento intenso responda a un plan
para aumentar masa muscular, tienes que consultar
con tu médico y hacerte un chequeo general para asegurarte
de que todo está en orden, sobre todo tus hormonas.

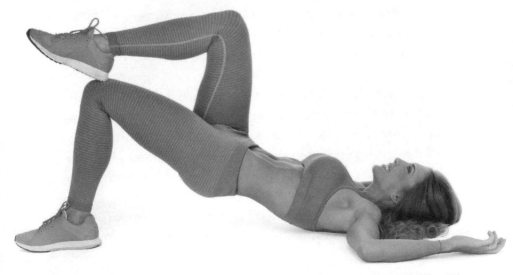

Las pesas se adaptan a ti: consejos y técnicas según tus objetivos

Las pesas son muy versátiles y se adaptan a tus necesidades y metas. Si quieres perder grasa te recomiendo entrenar. Si quieres aumentar, tienes que entrenar. Y si quieres mantenerte es necesario que entrenes. Es decir, para lo que quieras te recomiendo entrenar, solo se trata de hacer ciertas variaciones para ajustarlo a tus objetivos.

- **Para aumentar masa muscular**. Levanta un peso que solo te permita completar 10 o 12 repeticiones. Descansa 1 o 2 minutos entre cada serie.
- **Para fortalecer y definir**. Levanta un peso que te permita completar 15 o 25 repeticiones llegando al fallo muscular. Descansa 30 o 60 segundos entre cada serie.
- **Para incrementar fuerza**. Levanta un peso que solo te permita completar 6 u 8 repeticiones. Descansa de 2 o 3 minutos entre cada serie.

Tienes que llegar a ese número de repeticiones con esfuerzo, al fallo muscular, que no puedas hacer dos repeticiones más, manteniendo siempre la buena postura y el rango de movimiento.

A continuación nombraré algunas técnicas de entrenamiento ideales para variar la rutina y seguir evolucionando:

> Superseries. En las superseries se entrenan dos ejercicios, uno tras otro, sin pausa de recuperación. Ofrecen una posibilidad de aumentar la intensidad del entrenamiento acortando las pausas entre series y son excelentes para maximizar el tiempo, acelerar el metabolismo y quemar calorías. Hay dos tipos de superseries: a) Superseries para un único grupo muscular, un método que también se denomina principio de preagotamiento. La máxima de estimulación muscular presume la máxima

contracción posible de las fibras musculares. Un ejemplo de este tipo de superseries es 15 repeticiones de patada de tríceps con mancuerna y luego enseguida hacer copa, al menos 15 repeticiones. b) Superseries para dos grupos musculares diferentes, un método con el que se pueden entrenar dos músculos antagonistas sin pausa. Así se aumenta la intensidad del entrenamiento; la pausa no se realiza hasta terminar el segundo ejercicio de la superserie. Es el típico entrenamiento de bíceps y tríceps o femorales y cuadríceps. Hacemos un ejercicio de un músculo y enseguida un ejercicio del otro músculo, descansamos 30 o 60 segundos y repetimos. Este tipo de ejercicio está recomendado para quienes quieren aumentar músculo, porque pueden levantar más peso y los músculos no se fatigan tanto.

> Pirámide invertida. Este tipo de entrenamiento es excelente. El peso va a disminuyendo a medida que las repeticiones aumentan. Supongamos que estás haciendo *curl* de bíceps con mancuerna, comienzas con un peso que solo te permita completar 10 repeticiones, haces las 10 repeticiones, esperas 30 o 60 segundos y luego tomas un peso más liviano, 30% menos, y haces 12 o 15 repeticiones. En la próxima serie vuelves a bajar el peso pero haces 20 repeticiones. Este tipo de entrenamiento mejora la resistencia y la capacidad muscular, y al mismo tiempo ayuda a profundizar los cortes musculares.

> Series descendentes o *drop sets*. Son una forma de entrenamiento intenso, uno de los más productivos. Supongamos que estás en la máquina de *leg extension* e inicias con dos o tres series de 20 repeticiones, en las últimas 2 series haces unas descendentes comenzando con un peso en el que puedas completar 5 u 8 repeticiones, y luego bajas ese peso 30%, haces otras 5 u 8 más, y vuelves a bajar el peso. Las series descendentes son especialmente adecuadas para incrementar la intensidad del entrenamiento, ayudan a quemar más calorías y son excelentes para mejorar definición y sistema cardiovascular.

> Pliométricos. No todo el mundo tiene la posibilidad de ir a un gimnasio, pero hay ejercicios que podemos hacer con nuestro propio cuerpo que también son considerados ejercicios de fuerza y que nos ayudan a fortalecer la masa muscular, acelerar el metabolismo y quemar muchas calorías. Y lo genial del asunto es que pueden hacerse en cualquier sitio. Los pliométricos son un tipo de entrenamiento diseñado para crear movimientos rápidos, poderosos y explosivos. Consisten en estiramientos rápidos del músculo en la fase excéntrica e inmediatamente le sigue una concéntrica (encogimiento). Este tipo de entrenamiento fatiga los músculos, ayuda a fortalecer, son excelentes para definir y quemar muchísimas calorías. Lo ideal es practicarlos después de entrenar. Ejemplos: saltos con sentadilla, saltos en cajón (*box jump*), saltos con desplantes, trepadores de montaña (*mountain climbers*), etc.

También podemos usar la creatividad y utilizar herramientas que tenemos en la casa para entrenar y fortalecer los músculos. En lugar de mancuernas podemos llenar bolsas de supermercado con paquetes de harina o arroz.

Nunca olvides, sea cual sea la disciplina, técnica o tipo de entrenamiento que hagas, acompáñalo de una buena dieta. La alimentación y el ejercicio son un matrimonio inseparable. Y siempre asegúrate de estar saludable antes de iniciar cualquier régimen de entrenamiento o de alimentación. Debes revisar con tu médico que todo esté en orden. La salud por encima de todo.

ASISTE AL **MÉDICO** Y CONFIRMA QUE TODO ESTÉ **BIEN** ANTES DE EMPEZAR A **ENTRENAR**

La obsesión por el ejercicio cardiovascular

Mucha gente, sobre todo las mujeres, tienden a exagerar con la cantidad de ejercicio cardiovascular que realizan. Estoy hablando de exageración cuando hacen más de 45 minutos al día o brincan de una clase de *spinning* a una de zumba o a una de *kick boxing*.

Cuando haces demasiado cardiovascular tu cuerpo entra en un estado catabólico, es decir, empieza a consumirse la masa muscular como fuente de energía. Después de 45 minutos de ejercicio cardiovascular el cuerpo deja de quemar grasa, así de simple. ¿No has notado que esas personas que siempre están en una máquina de cardio y nunca hacen pesas siempre se ven iguales? Están todo el tiempo comiéndose los músculos, y esto no solo torna al metabolismo más lento y hace que quemen menos calorías al día, sino que también incrementa la flacidez. Lo único que pone todo en su lugar y fortalece es el ejercicio de fuerza o pesas.

Entiende que medio kilo de músculo quema aproximadamente 50 calorías en reposo. Mientras más masa muscular tengas, más calorías quemas al día, tu sensibilidad a la insulina es mayor porque tienes más receptores de insulina en los músculos, y más de lo que consumes se reserva como glucógeno y se oxida como energía en lugar de acumularse como grasa. Ya lo he dicho a lo largo del libro, pero creo necesario repetirlo: los músculos son un depósito para reservar carbohidrato, si no tienes suficiente músculo, ¿a cuál depósito crees que van a ir los carbos? Al más grande que tiene tu cuerpo, al tejido adiposo. Además, los músculos bien trabajados te convierten en una máquina quema grasa porque al mismo tiempo incrementan el número de mitocondrias musculares, que son como las fábricas que queman grasa en tu cuerpo.

También entras en estado catabólico cuando no consumes suficientes calorías. Cuando no comes suficiente tu cuerpo entra en un estado de emergencia y comienza a ahorrar energía, es decir, calorías, y trata de reservar más de lo que consumes como

grasa porque es una fuente de energía
que tienes de reserva. Y como está
reservando lo que comes, tu organismo consume tus músculos como
gasolina. Resultado, tu metabolismo se pone más lento y sufres el temido efecto rebote. Todas esas dietas
extremas, dietas líquidas, dietas que se
basan en 3 o 4 licuados al día lo que hacen

DEJA
DE PENSAR
EN «PESO» Y
COMIENZA A PENSAR
EN «COMPOSICIÓN
CORPORAL»

es ponerte en estado catabólico. No hay magia ni milagros, sencillamente hay que trabajar duro y con disciplina, con una alimentación 85% o 90% natural que incluya los tres macronutrientes.
La distribución de los mismos varía de acuerdo con tu biotipo, necesidades y nivel de actividad física, en no pasar hambre, y no se
trata de comer menos sino de comer mejor. La dieta es 70% de
todo pero debes llevarlo de manera inteligente y responsable. En
el ejercicio intenso, pero también en la combinación de pesas y
cardiovascular variado. Se trata de llevar un balance entre estos
tres factores, nutrición, fuerza y cardio, los tres son importantes y
se complementan. Cuando le das demasiada importancia a uno y
descuidas los demás, vienen los desequilibrios.

Por último, deja de pensar en «peso» y comienza a pensar
en «composición corporal», en aumentar masa muscular, perder
grasa, redistribuir ese peso de una manera más armónica y saludable. Recuerda que aunque un kilo de músculo y un kilo de grasa
pesan un kilo, la densidad de ambos es distinta y un kilo de grasa
ocupa el doble de espacio que un kilo de músculo.

Al final, lo más importante es que te guste lo que ves en
el espejo, que seas la mejor versión de ti mismo y que no compro-
metas tu salud en el proceso.

Rutina de ejercicios

Armar una rutina no es muy complicado, todo depende de cuántos días dispongas a la semana. Lo ideal es de 4 a 5 días, pero varía según la meta que te hayas planteado. Para mí lo mejor es trabajar dos músculos por día haciendo superseries, pues así maximizo el tiempo. Pueden ser superseries con músculos opuestos o con un mismo músculo. Recuerda que un mismo músculo no puede trabajarse dos días seguidos; debes esperar 72 horas.

Cada 6 semanas debes variar el entrenamiento. Y no necesariamente tienes que variar el ejercicio, puedes variar las técnicas, el número de repeticiones y peso.

Primero mostraré los ejercicios clásicos que servirán tanto a principiantes como a avanzados, de mis preferidos para cada músculo. Una recomendación es que si vas a trabajar 2 músculos por día puedes completar 4 ejercicios por músculo haciendo 3 o 4 series. Las repeticiones y el peso dependen de tu meta, y si practicas solo 3 ejercicios por músculo entonces haz de 4-5 series.

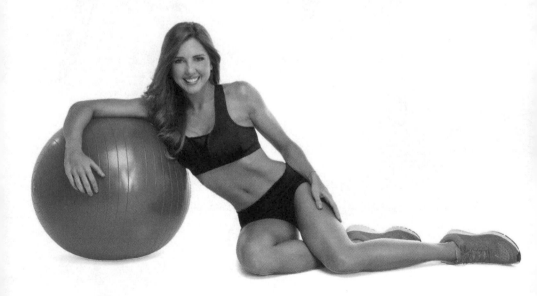

Conoce los músculos de tu cuerpo

Antes de empezar a entrenar es necesario que conozcas mejor tu cuerpo e identifiques los músculos. Así entenderás mejor las instrucciones.

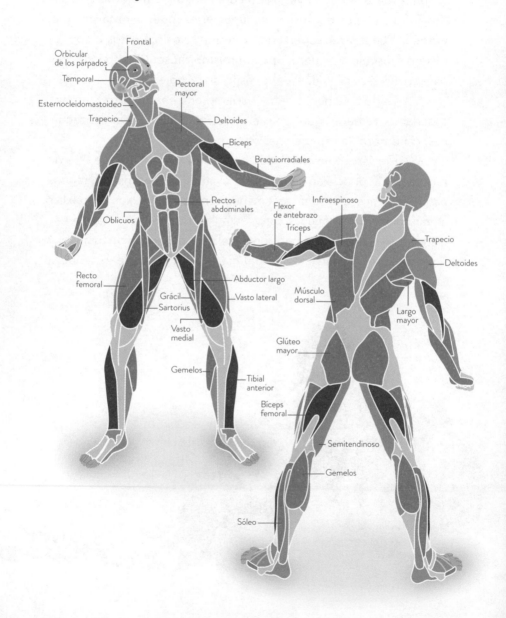

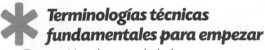

Terminologías técnicas fundamentales para empezar

- **Pronación**. Agarre de la barra o mancuernas con las palmas de las manos hacia abajo.
- **Supinación**. Agarre de la barra o mancuernas con las palmas de las mano hacia arriba.
- **Contracción concéntrica**. Fase positiva del movimiento cuando el músculo se encoge. Es la fase más explosiva del ejercicio. Ejemplo: cuando haces *curl* de bíceps y llevas el peso hacia arriba.
- **Contracción excéntrica**. Fase negativa del movimiento. Generalmente, cuando llevas hacia abajo el peso, hay alargamiento del músculo. Ejemplo: cuando estás haciendo *curl* de bíceps y bajas el peso. Mucha gente descuida esta fase del movimiento pero es un error pues también ayuda a fortalecer mucho el músculo. Esta fase es mucho más efectiva si se hace de manera controlada y lenta.
- **Contracción isométrica**. El músculo no se mueve, no hay encogimiento ni alargamiento pero se mantiene la tensión y el trabajo. Ejemplos: las planchas; cuando contraes el abdomen al hacer sentadillas hay tensión en el recto abdominal aunque este no se mueve. Este ejercicio o contracción también fortalece el músculo.

¡RECUERDA!

Aun cuando un entrenamiento intenso responda a un plan para aumentar masa muscular, tienes que consultar con tu médico y hacerte un chequeo general para asegurarte de que todo está en orden, sobre todo tus hormonas.

Abdominales

Rodillas al pecho con pelota suiza

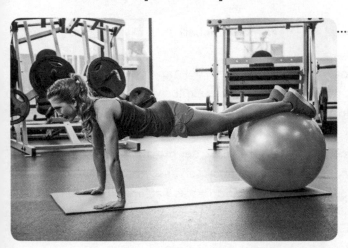

Apoya los tobillos sobre la pelota y coloca las palmas de la mano en el suelo formando una línea con el cuerpo desde la cabeza hasta los talones. Esta postura tiene cierto parecido a la posición inicial de una plancha.

a

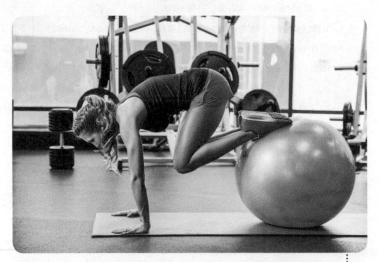

Desde esa postura, inhala y contrae el abdomen, y lleva las rodillas al pecho haciendo rodar la pelota hacia las manos. Cuando estés haciendo el ejercicio levanta un poco los glúteos para obtener mejores resultados. Exhala y vuelve a la posición inicial sin dejar caer la pelvis.

b

Crunch en pelota suiza

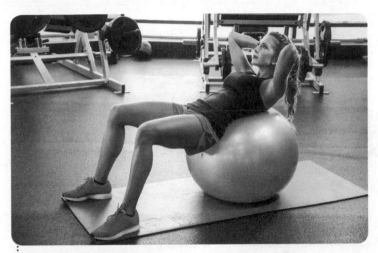

Apoya la espalda en la pelota, menos la cabeza y la columna dorsal. Los pies deben estar apoyados en el suelo y las rodillas flexionadas a 90°, con las manos detrás y a los lados de la cabeza. **a**

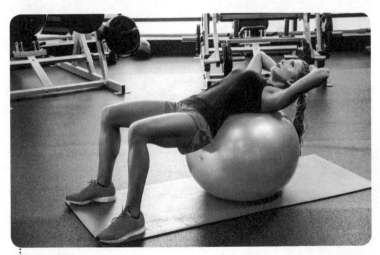

Inhala y mientras inicias el encogimiento abdominal para elevar el torso contrayendo los músculos del abdomen, exhala el aire. Regresa a la posición inicial. Trata de imaginar que quieres pegar tu ombligo a la columna. Ten siempre el abdomen contraído, no lo relajes hasta el final del ejercicio. **b**

Rodillas al pecho en banca (knee tucks)

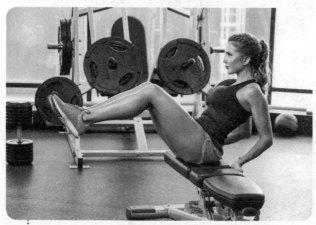

Siéntate en el borde de la banca. Inhala y lleva tus piernas hacia el frente. Puedes inclinarlas ligeramente hacia abajo y extenderlas completamente de manera simultánea. Tu tronco debe inclinarse ligeramente hacia atrás.

a

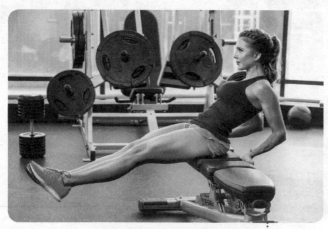

Exhala y trae las rodillas hacia el pecho mientras tu tronco al mismo tiempo se mueve ligeramente hacia delante. Repite. Recuerda mantener siempre el abdomen contraído.

b

Planchas

a

Recuéstate boca bajo sobre la colchoneta y apóyate sobre los antebrazos, de modo que los codos queden ubicados debajo del pecho.

b

Eleva las piernas del piso sosteniéndote con la punta de los pies para formar la plancha. Mantén la espalda derecha y el transverso abdominal contraído. Mantén el equilibrio y la cadera firme, sin moverla.

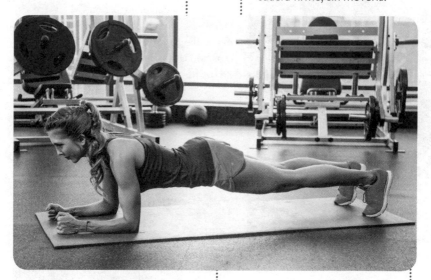

c

El abdomen siempre debe estar contraído. Trata de sostener esta posición durante 30 o 60 segundos. Es un ejercicio compuesto y una contracción isométrica, uno de los mejores para fortalecer tu abdomen. El transverso abdominal es como nuestro corsé interno y es el que más se estimula con este ejercicio. También se trabajan brazos, piernas y espalda.

d

Puedes incrementar la dificultad sosteniéndote con la palma de las manos y colocando los brazos rectos en lugar de apoyarte en los antebrazos. Otra forma de incrementar la dificultad es levantar una mano del suelo y paralelamente levantar la pierna opuesta, e ir alternando.

Espalda

Polea al pecho con agarre ancho

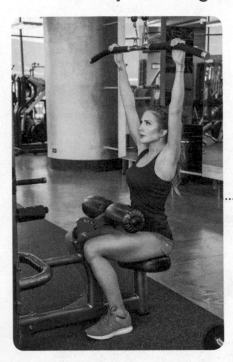

a

Siéntate frente a la máquina y agarra la barra en pronación (es decir, con las palmas hacia abajo). Las manos van más separadas que el ancho de tus hombros.

Inhala y lleva la barra hasta el pecho llevando los codos hacia atrás. Exhala al final del movimiento. Este ejercicio es muy bueno para desarrollar la espalda y darle al cuerpo la forma de pirámide invertida pues trabaja principalmente los dorsales. Indirectamente también estimula bíceps y trapecio.

b

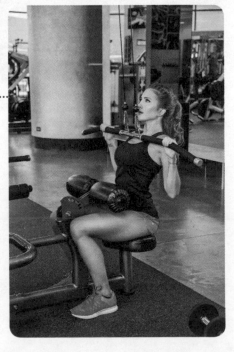

Remo horizontal con barra, manos en pronación

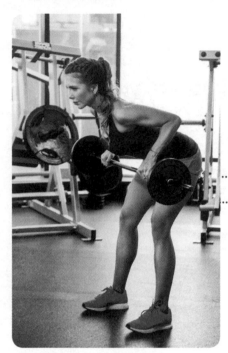

a De pie, con las rodillas ligeramente flexionadas y el tronco inclinado a 45°, con la espalda derecha y recta, agarra la barra en pronación con las manos separadas a una distancia un poco más ancha que tus hombros. Cuelga tus brazos.

b Inhala y en este momento asegúrate de tener contraído el abdomen de manera isométrica. Lleva la barra hasta el pecho, vuelve a la posición inicial y exhala.

c Este ejercicio es compuesto porque trabaja varios músculos, es un *"must"*. Aunque muchos lo hacen llevando la barra hacia la nuca, así son más probables posibles lesiones. Me gusta más esta versión llevando la barra al pecho pues es excelente para los dorsales. También trabaja bíceps y la parte de atrás de tus hombros (deltoides posterior).

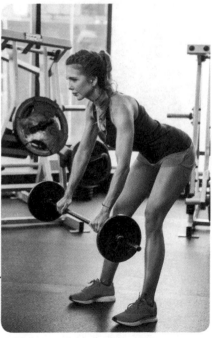

Remo horizontal individual con mancuernas

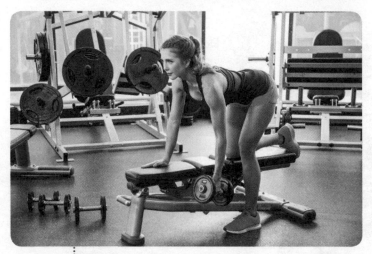

Apoya una mano y la rodilla opuesta en la banca.
Mantén la espalda recta.

a

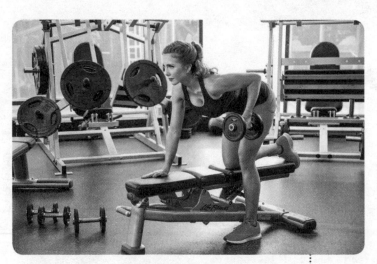

Agarra una mancuerna con la mano que tienes libre. Inhala y hala la mancuerna lo más alto posible,
con el brazo paralelo al cuerpo. Lleva el codo hacia
atrás y exhala al final del movimiento.

b

Remo en polea baja, agarre cerrado, palmas de la mano la una contra la otra (semipronación)

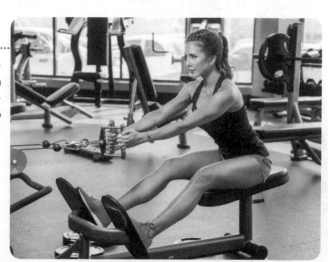

Siéntate de frente a la máquina con los pies inclinados y el tronco algo flexionado.

a

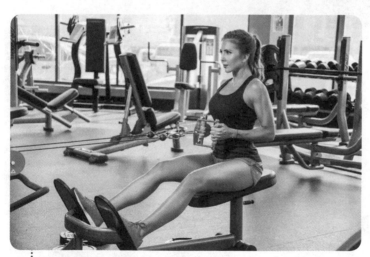

Inhala y lleva el mango hacia el esternón, endereza la espalda y lleva los codos hacia atrás. Me encanta este ejercicio para la espalda. Al igual que el remo con mancuernas, ayuda a mejorar el grosor y definición de la espalda; trabaja dorsales, deltoides posteriores y bíceps.

b

Polea al pecho con agarre cerrado

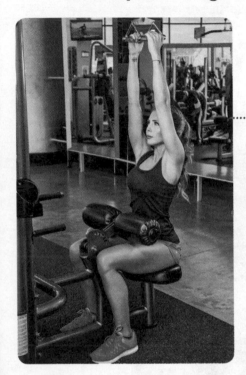

Siéntate de frente a la máquina. Inhala y lleva el mango hacia el pecho. Procura ensancharlo e inclinar el tronco ligeramente hacia atrás.

a

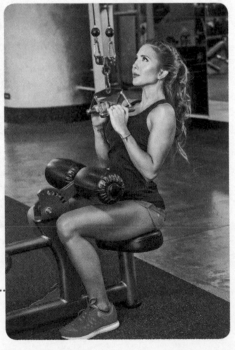

b

Exhala al final del movimiento. Este es un ejercicio muy bueno para los dorsales.

Bíceps

Curl de bíceps con barra

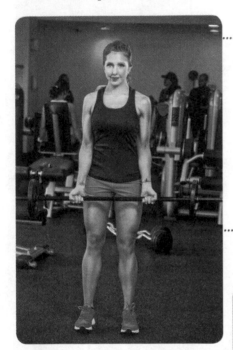

De pie con las piernas separadas al ancho de tus hombros y con los brazos extendidos, agarra la barra. **a**

Inhala y haz una flexión de los antebrazos (contracción concéntrica o positiva del movimiento). **b**

c

Desciende el peso (contracción excéntrica o negativa) y exhala.

Puedes variar el ejercicio para atacar distintos ángulos del músculo: si cierras un poco más las manos trabajas la parte externa del bíceps; si las separas estimulas la parte interna. **d**

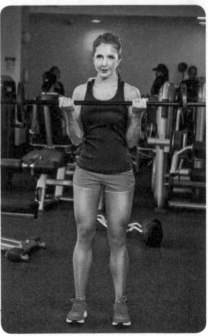

Bíceps con brazos en cruz en polea alta

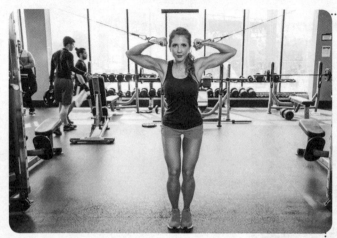

Párate de pie en medio del multifuerza y coloca mangos individuales en los extremos de ambas poleas altas. Agárralos con las manos en supinación y con los brazos separados. Inhala y flexiona los codos.

a

Exhala al final del movimiento. Como su nombre lo indica, tu cuerpo debe parecer una especie de cruz. Trata de no bajar mucho los codos ni de subirlos de manera exagerada.

b

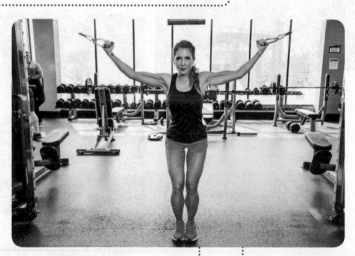

A este ejercicio no se le debe incorporar mucho peso. Controla bien el rango del movimiento pues debes hacerlo de manera muy concentrada.

c

Una variante es hacerlo de manera individual, un brazo a la vez.

d

Curl de bíceps en banco scott o en la máquina que lo simula

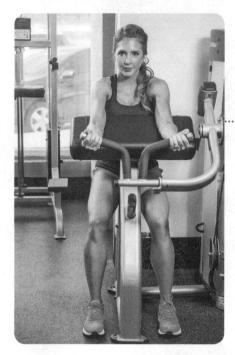

a Siéntate en la máquina y apoya los brazos en el banco.

b Inhala y haz la flexión de los codos; exhala al final del esfuerzo.

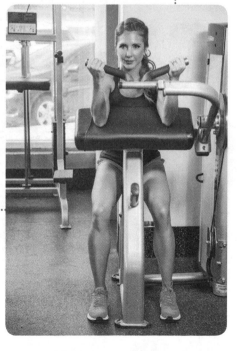

c Este ejercicio permite aislar muy bien los bíceps.

Bíceps con mancuernas en banco inclinado

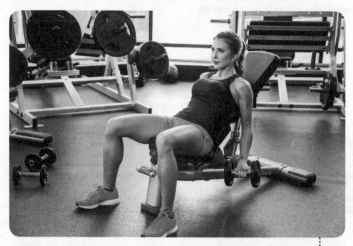

a Recuéstate en un banco inclinado a 45° sosteniendo un par de mancuernas. Deja caer los brazos extendidos, con las manos en supinación (palmas hacia arriba) e inhala.

b Flexiona los codos y trata de mantener inmóvil la parte superior del brazo.

c Eleva los antebrazos hasta llegar a la posición final. Desciende lentamente en la fase excéntrica del ejercicio mientras exhalas.

Hombros o deltoides

Elevaciones laterales con mancuernas

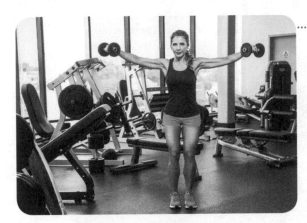

Ponte de pie con una mancuerna en cada mano y las piernas ligeramente separadas. La espalda debe estar recta y los brazos paralelos al cuerpo.

a

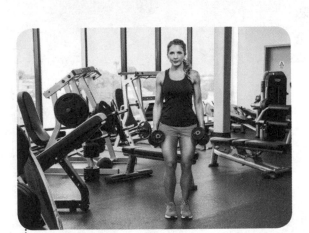

Eleva los brazos lateral y horizontalmente, con los codos ligeramente flexionados. Imagina que tienes una botella de agua mineral en cada mano, las estás levantando y justo cuando llegas a la parte final del movimiento quieres vaciar un poquito de agua. Esa mínima torsión de la muñeca permite hacer más énfasis en la pared lateral del deltoides. Este ejercicio hace mayor énfasis en la cara media o lateral.

b

Press de hombros con mancuernas

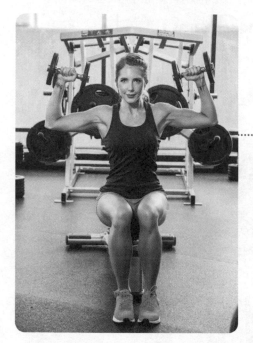

a

Siéntate en un banco con la espalda recta y las mancuernas a la altura de los hombros, agarradas en pronación.

b

Inhala y desarrolla el movimiento estirando los brazos verticalmente.

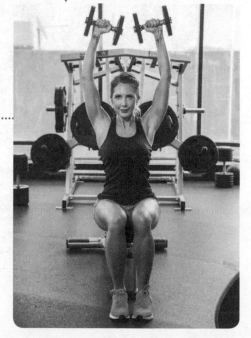

Exhala al final del movimiento. Este es uno de los mejores ejercicios compuestos para hombros, porque estimula las tres caras del músculo.

c

Elevación frontal con mancuernas

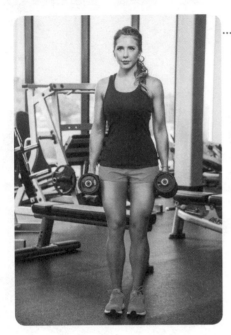

De pie, con los pies ligeramente separados y las mancuernas agarradas en pronación (puedes tenerlas sobre los muslos o hacia los costados), inhala y eleva tus brazos hacia adelante hasta el nivel de los ojos. No tranques los codos, siempre debes mantenerlos ligeramente flexionados.

a

b

Baja lentamente en la fase excéntrica. Como su nombre lo indica, este ejercicio trabaja la parte frontal o posterior del hombro.

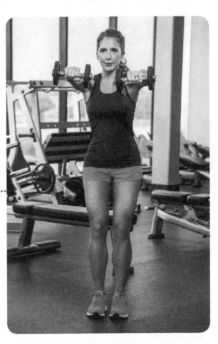

Elevaciones laterales con tronco inclinado hacia delante

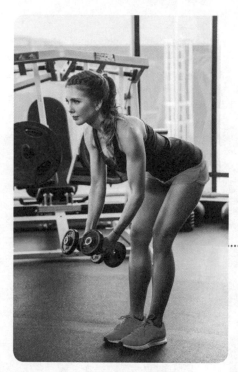

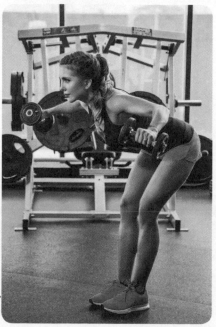

a

Párate de pie con las piernas ligeramente separadas y flexionadas y el tronco inclinado hacia delante. Mantén la espalda derecha, los brazos colgando y una mancuerna en cada mano (generalmente puedes usar un peso menor al que utilizarías en las elevaciones laterales regulares).

b

Flexiona ligeramente los codos. Inhala y eleva los brazos horizontalmente, exhala en la fase excéntrica. Con este ejercicio trabajas principalmente la parte posterior de los deltoides, es decir, la parte de atrás.

Press frontal con barra

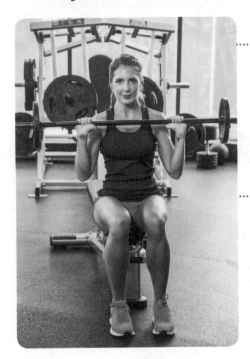

a

Sentado con la espalda recta agarra una barra en pronación, con las manos a una distancia un poco más ancha que los hombros.

Inhala y levanta la barra verticalmente.

b

c

Exhala al final del movimiento. Recuerda nunca trancar completamente los codos.

Este también es un ejercicio compuesto para hombros aunque hace un poco más de énfasis en la parte frontal y media.

d

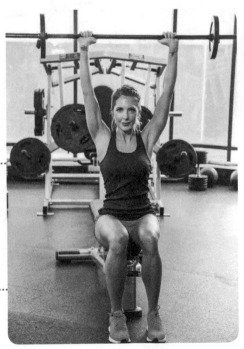

Pecho

Press con barra en banca plana

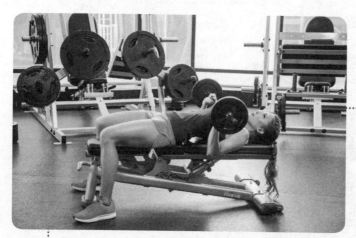

Acuéstate sobre una banca plana con los pies en el suelo.

a

Agarra la barra con las manos en pronación y separadas en la longitud superior a la anchura de tus hombros. Los brazos deben formar una especie de ángulo de 90°.

b

c

Inhala y baja la barra hasta el pecho, controlando muy bien el movimiento.

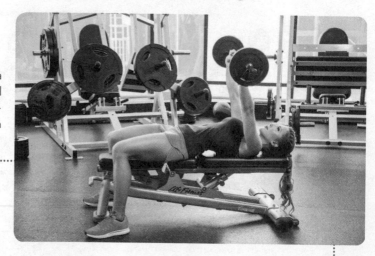

Exhala a medida que levantas el peso nuevamente. Este es un ejercicio compuesto que trabaja principalmente el pectoral de manera muy completa, los tríceps y los hombros.

d

Aperturas con mancuernas en banca plana

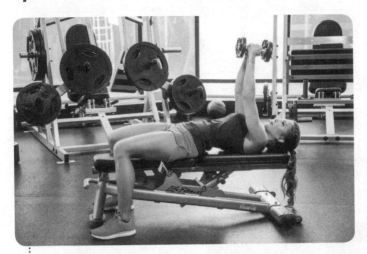

Acuéstate sobre una banca plana con los pies apoyados en el suelo y una mancuerna en cada mano. Los brazos deben estar extendidos y los codos ligeramente flexionados.

a

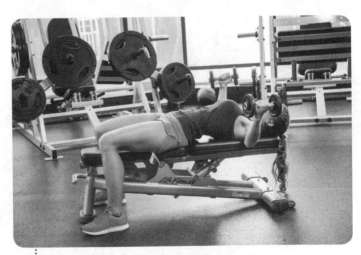

Inhala una vez que estés en la posición inicial con los brazos extendidos y exhala a medida que los vayas elevando a la posición en vertical. Mantén siempre el control del movimiento y contrae lo más posible.

b

Press con mancuernas en banca plana

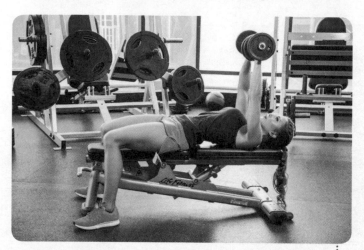

Acuéstate sobre la banca plana con los pies en el suelo (para mayor estabilidad) y los brazos extendidos verticalmente. Las manos deben estar en pronación con las mancuernas en cada mano.

a

b

Inhala y baja las mancuernas hasta el pecho flexionando los codos.

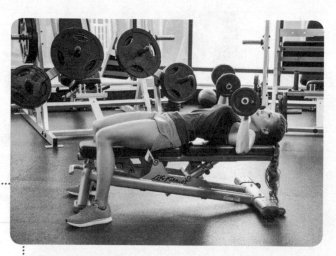

Exhala cuando vuelvas a la posición inicial en vertical. Este ejercicio es parecido a *press* con barra solo que hay mayor capacidad en la ejecución y mejor estiramiento en los pectorales.

c

Aperturas con mancuernas en banca inclinada

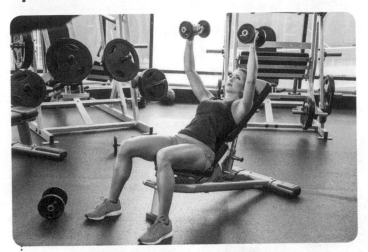

Sentado en un banco inclinado en 45°, sostén una mancuerna en cada mano con los brazos extendidos verticalmente y ligeramente flexionados. **a**

b Inhala en la posición inicial con los brazos en posición horizontal.

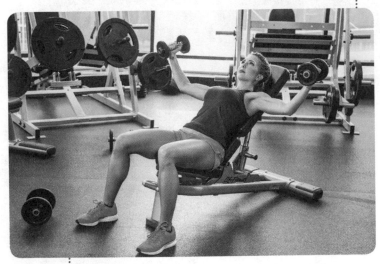

c Exhala y eleva los brazos a la posición vertical, al tiempo que contraes. Es recomendable hacer este ejercicio con menos peso de lo normal.

Tríceps

Extensión alternada en polea alta, manos en supinación

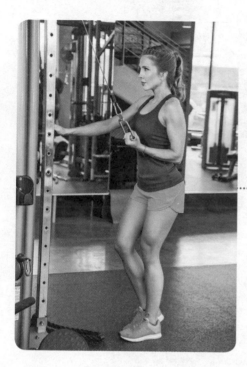

a

Colócate de pie de frente a la máquina y agarra el mango en supinación, al revés de lo que normalmente lo agarrarías.

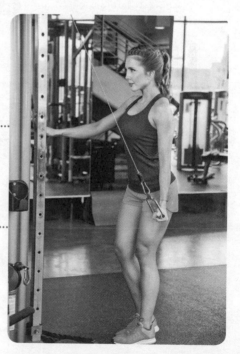

b

Inhala y haz la extensión del codo.

c

Exhala al final del ejercicio.

Copa

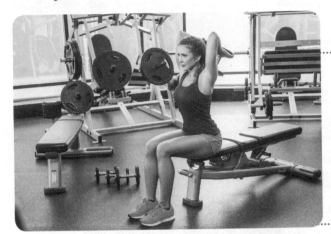

a

Siéntate con una mancuerna agarrada con las dos manos por detrás de la nuca.

Inhala y efectúa una extensión de los codos. Exhala al final del movimiento.

b

c

Cuando estés bajando debes sentir un jalón en el músculo, como un estiramiento. Cuando estés en la fase concéntrica y positiva llevando el peso hacia arriba contrae bien el tríceps. Recuerda mantener la conexión mente y músculo.

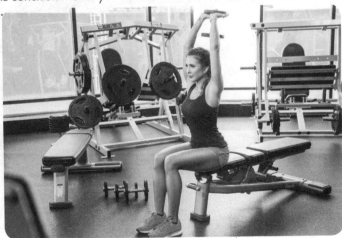

Contrae muy bien el abdomen, el transverso abdominal, nuestro corsé interno, pues esto ayudará a que no curves demasiado la espalda y al mismo tiempo es una contracción isométrica que fortalece tus músculos.

d

Extensión en polea alta con mecate

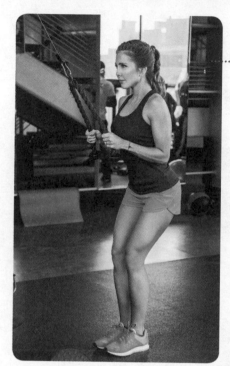

a Párate de frente a la máquina y sostén cada extremo del mecate con tus manos en semipronación (una palma mirando a la otra). Recuerda mantener la buena postura.

b Inhala y haz la flexión de codos llevando el mecate hacia abajo. Al final del movimiento contrae muy bien.

c Exhala al final del ejercicio volviendo a la posición inicial.

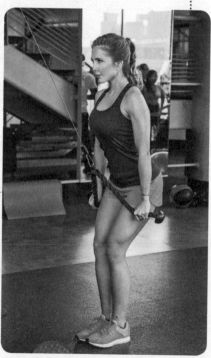

Patada de tríceps con mancuernas

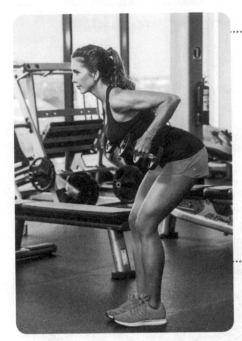

Párate con las piernas ligeramente flexionadas y el tronco inclinado hacia delante con la espalda recta. Tus brazos deben estar horizontales y paralelos al cuerpo. Los codos deben estar flexionados.

a

Inhala y efectúa la extensión del antebrazo.

b

c

Exhala al final del movimiento.

d

En este ejercicio es muy importante concentrarse y contraer muy bien los tríceps. Haz el movimiento de manera controlada sin balancear el peso.

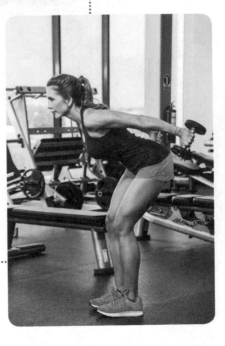

Piernas

Extensión de rodilla en máquina (leg extension)

a Siéntate en la máquina y coloca tus manos en el asiento o en los apoyadores del sillón para mantener el tronco inmovilizado. Las rodillas deben estar flexionadas y los tobillos colocados debajo de los cojines.

b Inhala y haz una extensión de las rodillas horizontalmente.

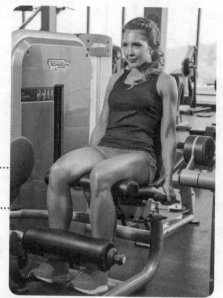

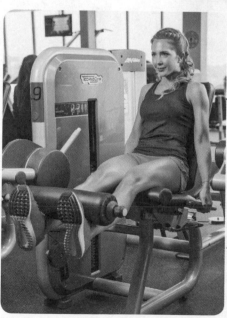

c Exhala al final del movimiento.

Este es uno de los mejores ejercicios aislados para cuadríceps. Una recomendación es que cuentes hasta dos cuando estás arriba en la contracción concéntrica y bajes el peso de manera controlada. **d**

Peso muerto con las piernas semirrígidas

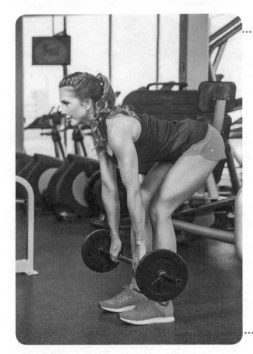

a

Colócate de pie con las piernas ligeramente separadas, de cara a la barra en el suelo. Inclina el tronco hacia delante manteniendo las piernas lo más erguidas posibles pero sin trancar las rodillas.

b

Agarra la barra con las manos en pronación y con los brazos relajados. Inhala y endereza el tronco verticalmente y mantén la espalda siempre fija; el movimiento debe estar concentrado en las caderas.

c

Exhala al final del movimiento. Tu espalda debe estar recta en este momento.

Este es un ejercicio compuesto para femorales, glúteos, espalda baja y transverso abdominal, entre otros músculos. Es un buen ejercicio para meterle carga y es muy efectivo si se hace de manera correcta.

d

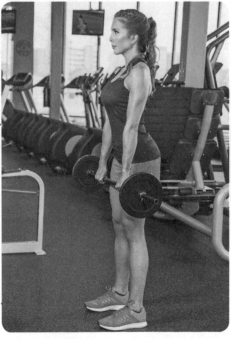

Curl de piernas acostado (leg curl)

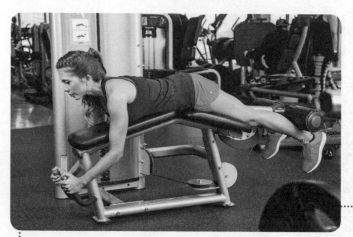

Acuéstate boca abajo en la máquina y coloca las manos en los agarres, piernas extendidas y los tobillos ajustados en los cojines.

a

Inhala y haz una flexión simultánea de las piernas intentando tocar los glúteos con los talones.

b

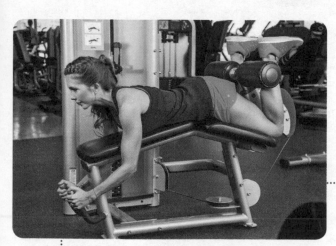

Exhala al final del movimiento. Vuelve al punto de partida controlando el movimiento. Si el peso se balancea es porque está muy liviano.

c

Este ejercicio es idóneo para aislar los femorales. También puedes hacerlo de manera individual alternando las piernas.

d

Sentadillas en máquina Smith

a

Coloca la barra sobre tus hombros y lleva los pies hacia delante, separados más ancho que tus hombros y con las puntas ligeramente hacia fuera.

b

Baja más de 90° flexionando las rodillas e inhalando y controlando el movimiento. Trata de no exagerar la carga para proteger tus rodillas. La rodilla no debe pasar la punta del pie.

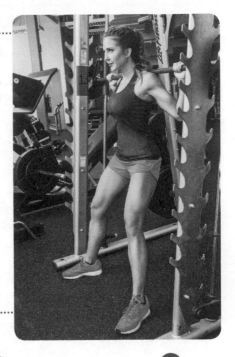

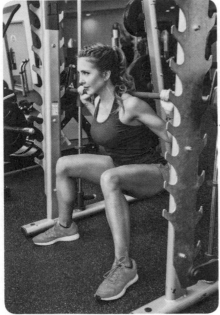

c

Ve exhalando al volver a la posición inicial y procura subir de manera controlada. Mantén la conexión mente y músculo durante el ejercicio.

Este ejercicio compuesto es muy bueno para fortalecer piernas y glúteos. Y te ayuda a practicar y a mejorar tu forma y ejecución para luego hacer sentadillas con barra libre.

d

Prensa de piernas

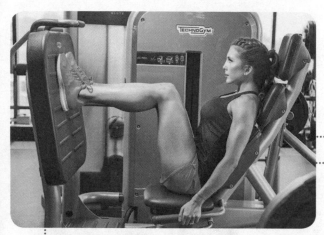

Siéntate en la máquina con la espalda bien apoyada en el respaldo y coloca los pies ligeramente separados.

a

Inhala y quítale la seguridad a la máquina. Flexiona las rodillas al máximo hasta tocar el pecho y vuelve a la posición inicial exhalando al final del movimiento. No tranques las rodillas.

b

Según dónde coloques los pies estimulas más los cuadríceps o los glúteos. Si los pies están en la parte media de la plataforma con las piernas más juntas trabajas más los cuadríceps; si separas más las piernas y las llevas hacia la parte de arriba de la plataforma empujando con los talones, trabajas más los glúteos.

c

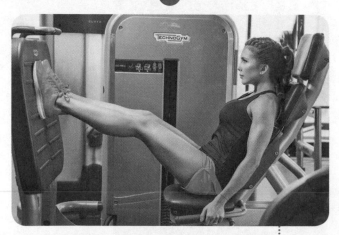

Este es un ejercicio compuesto porque trabajas toda la pierna: cuadríceps, femorales, glúteos y pantorrillas. Según la colocación de los pies trabajas con más énfasis un músculo u otros, pero todos se trabajan sea cual sea la posición.

d

Buenos días

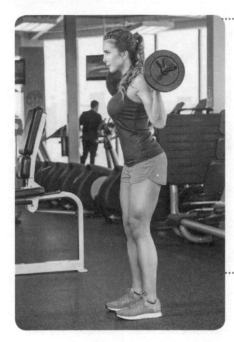

De pie con los pies ligeramente separados, coloca una barra sobre los trapecios o deltoides posteriores.

a

Inhala y flexiona el tronco hacia delante hasta llegar a una posición horizontal, manteniendo siempre la espalda recta. Tus piernas tienen que estar extendidas pero con las rodillas ligeramente flexionadas.

b

c

Vuelve a la posición inicial exhalando.

d

Este ejercicio ayuda a trabajar glúteos, femorales y espalda baja, principalmente.

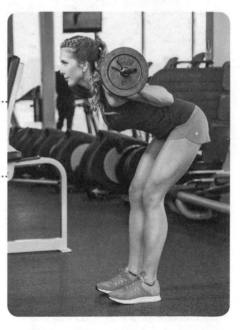

Aductores en máquina

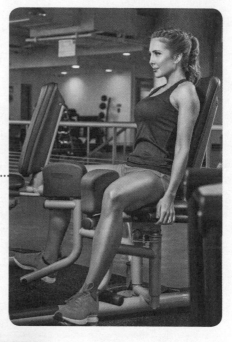

a Siéntate en la máquina con la espalda apoyada en el respaldo y las piernas separadas. Acerca tus piernas y junta los muslos (esta es la contracción concéntrica). Cuenta dos segundos y vuelve al punto de partida.

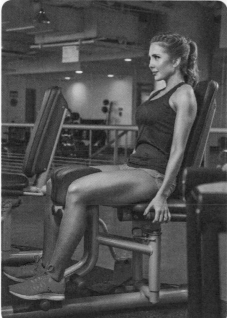

b Inhala en la parte positiva y exhala en la fase negativa.

c Este ejercicio es para los aductores, la parte interna de los muslos.

Sentadillas con mancuernas

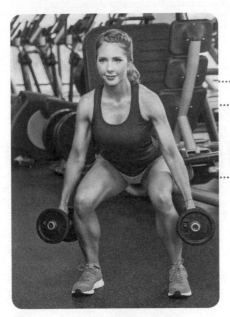

a De pie, con los pies separados, toma una mancuerna en cada mano y mantén los brazos relajados.

b Mira el frente, inhala y efectúa una flexión de rodillas. Trata de bajar 90° o un poco más abajo.

Exhala y extiende las rodillas para llegar a la posición inicial. No tranques las rodillas y nunca dejes que estas sobrepasen la punta de los pies. Imagina que tienes detrás de ti una silla y te vas a sentar. La espalda debe permanecer ligeramente inclinada hacia delante pero recta. **c**

d Las sentadillas es de los ejercicios compuestos por excelencia, aunque principalmente trabajan glúteos y cuadríceps, también estimula dorsales, espalda baja y recto abdominal, entre otros.

También puedes hacer este ejercicio con una barra libre, sobre todo cuando quieras estimular bien los glúteos. En ese caso abre las piernas a una distancia un poco más ancha que tus hombros y con las puntas ligeramente hacia afuera, y baja más de 90°. Este es de los mejores ejercicios para endurecer y fortalecer glúteos y piernas.

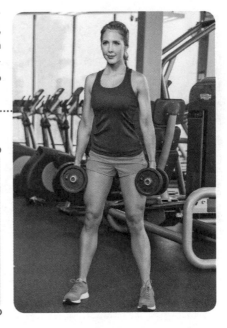

Desplantes, zancadas o lunges con mancuernas

a

De pie y con las piernas ligeramente separadas, sostén una mancuerna en cada mano. Inhala y efectúa un desplante hacia delante con una pierna manteniendo el tronco lo más recto posible.

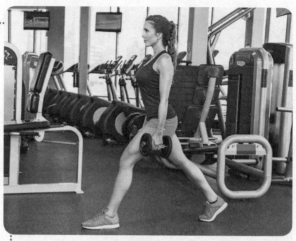

Flexionas la rodilla y bajas. En el desplante el muslo desplazado hacia delante se debe estabilizar horizontalmente y la rodilla no debe sobrepasar la punta del pie.

b

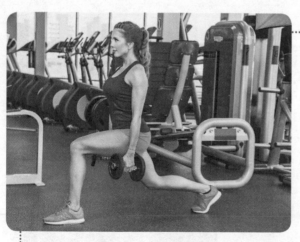

Exhala y regresa a la posición inicial. Alterna una pierna y otra o puedes hacer primero todas las repeticiones con una pierna y luego con la otra.

c

Puedes hacer este ejercicio también con una barra sobre tus hombros o con las mancuernas haciendo desplazamientos, como si caminaras haciendo desplantes. Este ejercicio es compuesto y trabaja glúteos y cuadríceps, femorales y recto abdominal, entre otros.

d

Leg curl con pelota

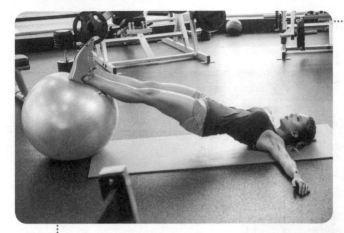

Acuéstate sobre una colchoneta boca arriba. Extiende tus piernas y coloca los talones sobre una pelota.

a

Lleva los talones lo más cerca posible del cuerpo inhalando, sin bajar las caderas y contrayendo muy bien glúteos y femorales. Mantén la conexión mente y músculo.

b

Exhala mientras vuelves a la posición inicial.

c

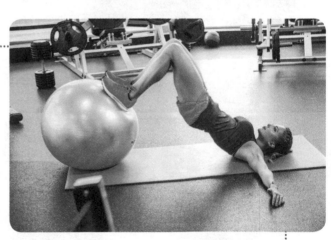

Este es un ejercicio muy bueno para trabajar femorales y glúteos. Requiere de mucha concentración y contracción porque se efectúa con el peso del cuerpo.

d

Pantorrillas

Elevación de talones sentado en máquina

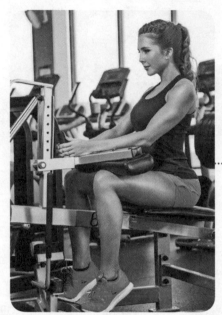

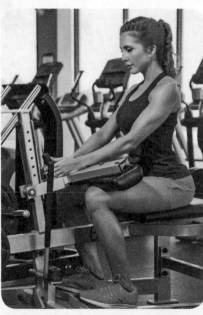

a

Sentado en el aparato, con la parte alta de los músculos apoyada sobre el asiento, la punta de los pies sobre la plataforma y los tobillos en una flexión pasiva.

b

Efectúa una extensión de los pies, flexión plantar.

Elevación de talones en prensa

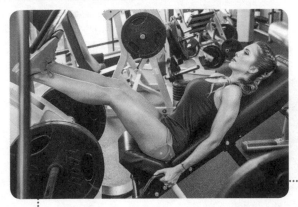

a Siéntate en una prensa de piernas con los glúteos y la espalda baja apoyados contra el respaldo. Coloca la punta de los pies en el borde inferior de la plataforma para que los talones puedan desplazarse libremente.

b Coloca las puntas de los pies rectas o ligeramente mirando hacia afuera. Las piernas deben estar rectas pero nunca con las rodillas trancadas.

c Sujeta los agarres para estabilizar la parte superior del cuerpo. No quites los seguros de la prensa hasta el momento de ejecutar el ejercicio. Inhala y extiende los pies a un ritmo entre lento y moderado a un intervalo entre 30° y 45°.

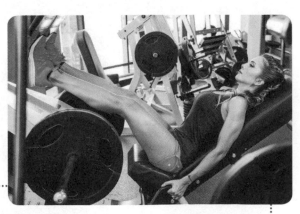

d Aguanta en la posición más alta hasta dos segundos. Exhala mientras bajas de manera controlada el peso. Debes sentir que tus pantorrillas se estiran. Muévete a un ritmo constante y no rebotes en la posición más baja.

Puente o glúteos

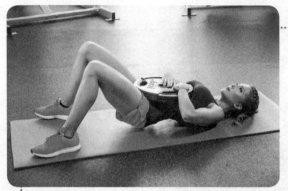

Acuéstate boca arriba sobre una colchoneta y coloca un disco sobre tu pelvis, sosteniéndolo bien. Las puntas de los pies deben mirar hacia adelante.

a

Inhala y levanta la pelvis con los glúteos apretando bien. Aguanta unos segundos.

b

Exhala y vuelve a la posición inicial pero sin apoyar por completo los glúteos en el suelo.

c

d

Este ejercicio tiene distintas variaciones. Si quieres hacerlo un poco más difícil coloca los pies en un banco tipo *step* o debajo o una pelota suiza. Si te decides por la pelota no uses el disco porque te costará mantener el equilibrio y la estabilidad. Al usar la pelota puedes alternar las piernas y la que no está apoyada en la pelota la dejas extendida.

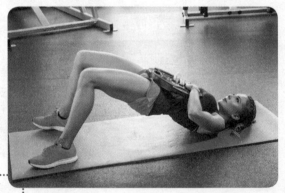

Cuando estés haciendo el ejercicio concentra la contracción en los glúteos y empuja con ellos y junto con los talones. De esta manera obtendrás mejores resultados.

e

¿Cómo organizar una rutina de ejercicios de fuerza?

Los ejercicios que he mostrado en el apartado anterior sirven para que armes tu propia rutina, adaptada y basada en tus metas y necesidades. Dependiendo de cuál es tu objetivo, bien sea aumentar masa muscular, perder grasa o sencillamente mantenerte, la técnica que utilizarás y la carga va a variar. Pueden ser los mismos ejercicios, pero distribuidos de una manera diferente con un peso distinto.

Por ejemplo, si tu meta es aumentar masa muscular puedes entrenar con superseries utilizando músculos opuestos como bíceps y tríceps, porque así, mientras trabajas tríceps, el bíceps descansa. Y cuando te toque entrenar el otro músculo tienes más fuerza y resistencia para levantar más peso.

Si quieres aumentar tienes que levantar más peso que alguien que quiere sencillamente mantenerse y perder grasa. El peso que vas a levantar tiene que ser tan pesado que solo puedas completar de 10 a 12 repeticiones como máximo, que no puedas hacer ni una más y que llegues al fallo muscular pero sin perder la buena postura y el rango de movimiento. Entre cada superserie descansa de 1 minuto a 1 minuto y medio.

Si quieres perder grasa o mantenerte usa el mismo protocolo de entrenamiento. Puedes hacer superseries con un mismo músculo para así fatigar bastante las fibras musculares, y levantar un peso que te permita completar de 15 a 20 repeticiones con mucho esfuerzo, es decir, que puedas llegar quizás a 20 pero no a 22. No descanses más de 30 segundos entre cada superserie para mantener el metabolismo acelerado y quemar más calorías. Puedes entrenar usando la técnica de pirámide invertida que describí anteriormente, porque aunque comienzas con mucho peso y pocas repeticiones, el número de repeticiones se va incrementando y el peso va disminuyendo, con lo que se logra el mismo resultado. También podrías incorporar descansos activos en lugar de descansar 30 segundos entre cada superserie: salta cuerdas, corre 30 segundos en la caminadora o haz algún ejercicio pliométrico.

✳ Consejos básicos

- La hidratación es muy importante. Vas a perder líquido en la sudoración y si no tomas suficiente agua tu rendimiento se verá afectado. Una buena forma de asegurarte de que estás tomando suficiente agua es tomar 200 ml antes del entrenamiento, 200 ml durante y 200 ml después.
- Mantén siempre la conexión mente-músculo. Tienes que estar concentrado en el ejercicio, no distraído en el teléfono o conversando. Esta conexión es muy importante porque conscientemente contraes mucho más el músculo, haces mejor el ejercicio y el esfuerzo y el trabajo son más eficientes.
- Controla siempre la respiración y el rango de movimiento. Nunca debes balancear el peso, tienes que controlar cada movimiento. No tranques las articulaciones, sobre todo las rodillas.
- En las sentadillas y desplantes o lunges es muy importante que la rodilla no sobrepase la punta del pie para que el trabajo sea más eficaz y para evitar lesiones.
- Antes de entrenar debes calentar por 10 minutos con algún cardiovascular para comenzar a trabajar los músculos.
- Antes de entrenar no se hacen estiramientos estáticos (estiramientos en los que aguantas la posición por varios segundos). Estos deben hacerse después, no antes de entrenar porque te hacen más propenso a lesiones y disminuyen tu fuerza. Los estiramientos que podrías hacer antes de entrenar son los dinámicos, que son estiramientos activos. En lugar de sentarte y halar o empujar piernas y brazos por varios segundos, estás sen-

cillamente en constante movimiento.
Los estiramientos dinámicos ayudan a
que tu cuerpo mantenga una tempe-
ratura más elevada y prepara los músculos para los ejercicios, para una mayor flexibilidad y para un mejor rango de
movimiento. Los estiramientos estáticos que
se hacen después también son muy beneficiosos, pero es mejor hacerlos después del entrenamiento porque tus músculos
están calientes y la circulación es mejor. Cuando entrenas el
ácido láctico satura tus músculos, lo que produce dolor y fatiga muscular momentánea. Estirar luego de entrenar reduce
este dolor. Imagina que tu músculo es un trapo cargado de
agua, siendo el agua el ácido láctico. Cuando estiras es como
si exprimieras ese trapo. Los estiramientos también ayudan
a que tus músculos se recuperen más rápido luego de un entrenamiento intenso. Cuando estiras después de entrenar es
menos probable que te lesiones en tu próximo entrenamiento
porque tus músculos estarán en mejor estado.

- En el gimnasio primero haz la rutina de pesas y luego el ejercicio cardiovascular. Recuerda que el principal combustible
que necesitan tus músculos para hacer pesas es glucógeno, y
en el entrenamiento anaeróbico no se puede utilizar la grasa
como fuente de energía. Si haces el cardiovascular primero
vas a agotar gran parte de esas reservas y tu entrenamiento
se verá comprometido porque no rendirás igual, serás menos
eficiente, levantarás menos peso y quemarás menos calorías.
Además, si haces primero el cardiovascular pasarás gran parte
del tiempo quemando carbohidratos en lugar de grasa, pues
los primeros 20 o 30 minutos se utilizan principalmente los
carbohidratos como fuente de energía. En cambio, si primero
entrenas con pesas le das a tus músculos la gasolina que necesitan, el glucógeno, y podrás entrenar intenso y con mucha
energía. En el entrenamiento con pesas agotas las reservas de

CUANDO **ESTIRAS** DESPUÉS DE **ENTRENAR** ES MENOS PROBABLE QUE TE **LESIONES** EN TU PRÓXIMO ENTRENAMIENTO

glucógeno y cuando pases al ejercicio cardiovascular utilizarás más grasa como combustible, por más tiempo. Por donde lo examines es mejor hacer el cardiovascular después de las pesas. Siempre me preguntan por el cardiovascular en ayuno, pero esto es algo distinto. Quienes hacen cardiovascular en ayuno, debo recalcar, son personas totalmente sanas. Se realiza apenas te despiertas pues no se debe esperar más de media hora. Se hace a intensidad moderada, que puedas respirar, para evitar desgastar masa muscular. Debes desayunar justo después del cardiovascular y luego puedes entrenar; nunca puedes hacer pesas sin comer. ¿Por qué el ejercicio cardiovascular en ayunas puede funcionar? Porque no has comido nada, tus niveles de glucosa en sangre e insulina están bajos y esto permite que tu cuerpo utilice con eficiencia la grasa como fuente de energía. Ahora, si no te gusta, no te hace sentir bien, no tienes por qué hacerlo, no es para todo el mundo. Cada cuerpo es un universo. A mí me resulta muy bien porque lo hago de manera correcta y no pierdo masa muscular en lo más mínimo. Siento que mi cuerpo mejoró cuando comencé a incorporarlo, y respondí bien. El cardio en ayunas me permite maximizar el tiempo ya que para mí como mamá es más fácil despertarme más temprano que mi familia, hacer el cardiovascular, y mientras mi hija está en la escuela hago mi rutina de pesas en 45 minutos. Pero si en tu caso no quieres hacer el cardio en ayuno o no puedes, hazlo después de las pesas como te expliqué anteriormente.

- Lleva el siguiente ritmo: en la fase concéntrica o positiva tarda de 1 a 2 segundos y en la negativa 4 segundos. Es decir, la contracción concéntrica más explosiva y la negativa más lenta y concentrada, como ya he planteado antes, al inicio de esta parte del libro.
- Recuerda también que los músculos crecen en el descanso. Tienes que esperar 72 horas para entrenar un mismo músculo.
- Recuerda comer suficiente proteína porque es necesaria para la construcción de musculatura. Además, para que los músculos crezcan necesitas un balance de nitrógeno positivo y el único macronutriente que lo aporta es la proteína. Las grasas buenas mejorarán el ambiente hormonal y el carbohidrato de buena calidad te permitirá tener suficiente glucógeno para entrenar con intensidad y ahorrarle proteína al cuerpo, es decir, que no la utilice como fuente de energía.
- Cada 8 semanas toma un par de días (días, no digo semanas) de completo descanso del gimnasio.

Acá te muestro un ejemplo de mi rutina o como distribuiría yo los ejercicios, que técnicas emplearía y cuantas repeticiones haría en mi caso, en el que trato de mantenerme. Cuando coloco una letra con un número seguido de la misma letra con otro número (A1 A2) indica que es una superserie.

Lunes

PIERNAS

Con enfoque en cuadríceps, aductores y abductores. Combinación de entrenamiento tradicional y en superseries.	1) Sentadillas en máquina Smith
	2) Prensa de piernas
	3) Sentadillas con mancuernas
	4) Extensión de rodilla en máquina (*leg extension*)
	5a) Aductores en máquina
	5b) Abductores en máquina

PANTORRILLAS

6a) Elevación de talones sentado en máquina
6b) Elevación de talones en prensa. **4 series de 20 repeticiones**

Martes

ESPALDA Y BÍCEPS

En superseries

ESPALDA

1a) Polea al pecho con agarre ancho
1b) Remo horizontal con barra
2a) Remo en polea baja, agarre cerrado
2b) Bíceps con brazos en cruz en polea alta
3a) Polea al pecho con agarre cerrado
3b) *Curl* de bíceps en banco Scott o en la máquina que lo simula
3a) Remo horizontal individual con mancuernas
3b) Bíceps con mancuernas en banco inclinado.
   **4 series en pirámide invertida: primera serie,
   10 repeticiones; segunda, 12 repeticiones; tercera, 15, y cuarta, 20**

Miércoles

HOMBROS Y TRÍCEPS

Superseries para un mismo músculo con hombros; y tríceps sin superserie pero empleando la técnica de la pirámide invertida.

HOMBROS

1a) *Press* de hombros con mancuernas
1b) Elevaciones laterales con mancuernas
2a) *Press* frontal con barra
2b) Elevación frontal con mancuernas
3) Elevaciones laterales con tronco inclinado hacia delante
   (este se hace solo, sin alternar). **4 series de 15 repeticiones**

TRÍCEPS

1) Copa
2) Extensión alternada en polea alta
3) Extensión en polea alta con mecate
4) Patada de tríceps con mancuernas. **5 series en pirámide invertida;
   primera serie, 10 repeticiones; segunda serie, 12; tercera serie, 15;
   cuarta serie, 20; y quinta, 25 repeticiones, llegando al fallo muscular**

Jueves

PECHO Y ABDOMINALES

Entrenamiento tradi-
cional, sin superseries.

1) *Press* con mancuernas en banca plana
2) Apertura con mancuernas en banca plana
3) *Press* con barra en banca plana
4) Apertura con mancuernas en banca inclinada

ABDOMINALES

1) *Crunch* en pelota suiza
   4 series de 25
2) Rodillas al pecho en banca (*knee tucks*)
   4 series de 20
3) Rodillas al pecho con pelota suiza
   4 series de 15
4) Planchas
   5 series sosteniendo la posición por 30 o 60 segundos

Viernes

PIERNAS CON ENFOQUE EN FEMORALES Y GLÚTEOS

Combinación de en-
trenamiento tradicio-
nal y en superseries.

1) Sentadillas en máquina Smith
2) Peso muerto con piernas semirrígidas
3) Desplantes, zancadas o lunges con mancuernas
4a) *Curl* de piernas acostado (*leg curl*)
4b) Buenos días
5a) Curl de piernas con pelota suiza
   (*leg curl* con pelota suiza)
5b) Puente

PANTORRILLAS

6a) Elevación de talones sentado en máquina
6b) Elevación de talones en prensa. **4 series de 15 a 20 repeticiones.**
Llegando al fallo muscular

Sábado

Repito rutina solo de hombros y en lugar tríceps agrego al final la rutina
de abdominales.

Luego de cada entrenamiento hago cardiovascular. Los lunes, miércoles, viernes y sábado lo hago a una intensidad y ritmo constante por 45 minutos, generalmente en la caminadora inclinada en el nivel 15 caminando a paso rápido sin sostenerme. Hacer esto no es tan fácil, requiere que poco a poco vayas mejorando capacidad y condición física. Si nunca lo has hecho comienza con siete subiendo poco a poco, que te cueste menos.

Los martes y jueves hago intervalos intensos por 30 minutos. Corro a máxima velocidad por 30 segundos a una inclinación de 2%. Luego bajo la velocidad, subo la inclinación a 7 y camino por 1 minuto y medio. Luego vuelvo a bajar en generación y comienzo a correr. Esto lo alterno hasta completar 30 minutos. Finalizó con un poco de *sprints* (corro a mi máxima velocidad el largo de una cancha de básquet, 15 veces) o hago pliométricos (saltos con sentadillas, saltos con desplantes, *burpees*, *mountain climbers*) 3 series de 20 de cada uno. Los estiramientos estáticos los hago al finalizar toda mi sesión de ejercicio.

Cuando tengo una sesión de fotos, viaje o evento y quiero bajar un poco mi porcentaje de grasa corporal incorporo otra sesión de cardio de lunes a viernes, para un total de 2 sesiones diarias. Lo hago apenas me despierto, camino a paso rápido al aire libre o en la caminadora con una inclinación de apenas 5% por 45 minutos. Es un cardio en ayunas, a una intensidad en la que puedo mantener una conversación y respirar sin mucha dificultad. Apenas termino hago el desayuno. Así hago 2 sesiones diarias: una en ayuno y otra luego de entrenar.

Antes de intentar esto consulta con tu doctor si tienes una condición específica. Prueba a ver si te gusta, no estoy diciendo que es la única forma de hacerlo, solo estoy mostrando cómo entreno yo. Cada cuerpo y metabolismo son universos distintos. Lo que funciona para mí puede que no funcione para ti.

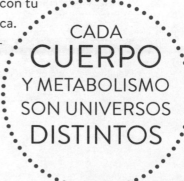

CADA
CUERPO
Y METABOLISMO
SON UNIVERSOS
DISTINTOS

#AbdomenDeAcero

No estás solo si sientes que te cuesta un mundo perder grasa abdominal; esa área es muy terca. Y como no podemos decidir dónde rebajar primero, pues muchas veces nos perdemos en el camino. Te voy a dar estrategias que te van a ayudar a perder grasa a nivel general y a maximizar la pérdida de grasa en el abdomen.

Antes de iniciar cualquier plan lo mejor sería acudir a un endocrinólogo, algunas veces un aumento de grasa en el abdomen puede deberse bien sea a niveles elevados de cortisol (hormona del estrés) o sensibilidad baja a la insulina o resistencia a la insulina.

Ese lema de «los abdominales se hacen en la cocina» es totalmente cierto. Para perder la grasa que se esconde en los músculos abdominales debes comer muy bien, intensificar el cardiovascular mientras entrenas los músculos para fortalecerlos.

En cuanto al entrenamiento, mis recomendaciones son:
- Haz intervalos. Los intervalos son el mejor método para perder grasa abdominal porque ataca la raíz del problema, que es el desequilibrio hormonal. Los intervalos incrementan la liberación de hormona del crecimiento y esta hormona ayuda muchísimo a quemar grasa y construir músculo. Al mismo tiempo ayuda a incrementar los niveles de adrenalina y esta ayuda a movilizar grasa para que sea quemada de forma más eficiente.
- Alterna períodos intensos con períodos moderados. Corre a máxima velocidad por 30 segundos y luego camina a paso rápido por minuto y medio. Alterna hasta completar 30 a 35 minutos. Esto también puedes hacerlo en una bicicleta estática o elíptica.
- Entrena pesas de manera intensa, sobre todo ejercicios compuesto y piernas. Mientras más fibras musculares estimules más calorías quemas. Recuerda que el ejercicio anaeróbico acelera muchísimo metabolismo, mejora el equilibrio y fun-

cionamiento hormonal y convierte tu cuerpo en una máquina quema grasa. Además, recuerda que quemas más grasa como fuente de energía durante el día porque la sensibilidad a la insulina es mejor y esto incrementa el número de mitocondrias musculares, que es donde se oxida la grasa como fuente de energía. Entrenar pesas también eleva los niveles de testosterona y hormonas de crecimiento, y ambas favorecen la pérdida de grasa. Si no trabajas constantemente la masa muscular esta se atrofia, pierdes músculo y tu metabolismo se torna más lento, tu sensibilidad a la insulina desmejora, por lo que almacenas grasa con facilidad. Lo importante es entrenar con pesas cinco veces a la semana, ¡pero pesado! Lo ideal es que llegues a la repetición 20 con esfuerzo. Las pesas evitan la flacidez y permiten que te veas definido cuando hay poca grasa.

- Haz ejercicio cardiovascular 6 veces a la semana. Asegúrate de que al menos 3 de esas seis veces sean intervalos de alta intensidad.
- Trata de incluir 20 minutos de pliométricos 2 o 3 veces a la semana: 10 - 20 sprints de 30 metros, saltos con desplantes, con sentadillas, *box jumps*, *burpees*, etc. Y haz ejercicios abdominales variados, con y sin peso, 3 veces a la semana, incluyendo siempre planchas de distintos tipos.

En cuanto a la alimentación:

- Haz 6 comidas más pequeñas al día cada tres horas, así controlas apetito.
- Si estás buscando perder grasa y tiendes a acumularla en el abdomen, te recomiendo llevar una dieta alta en proteína, moderada en grasas buenas y baja en carbohidratos. Controlar los niveles de insulina a través de una dieta alta en proteínas, grasas buenas y consumiendo más vegetales y fibra que almidones ayuda a perder grasa con mayor facilidad y eficiencia, y tu ambiente hormonal mejora mucho.
- Incluye carbohidratos de baja carga glucémica (que elevan

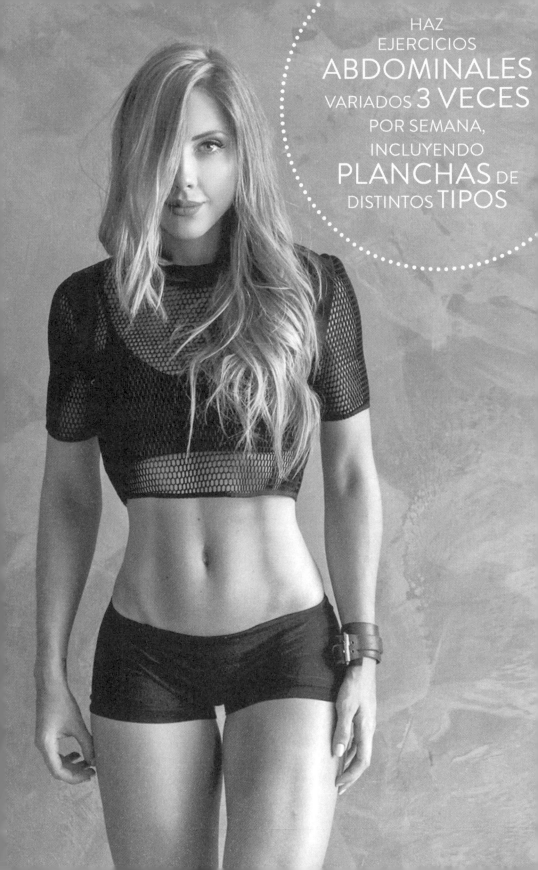

HAZ
EJERCICIOS
ABDOMINALES
VARIADOS **3 VECES**
POR SEMANA,
INCLUYENDO
PLANCHAS DE
DISTINTOS **TIPOS**

menos la insulina) en las 2 primeras comidas del día. En el resto de las comidas come proteína, vegetales y alguna de tus porciones de grasa. No estoy planteando que elimines los carbos por completo, pero sí disminuye su cantidad. Los carbohidratos nunca se pueden eliminar por completo porque el cuerpo los necesita, son fuente de energía. Si los eliminas puedes perder masa muscular porque el cuerpo comienza a usar la proteína como gasolina, afectas las hormonas tiroideas y tu metabolismo se hace más lento, disminuyen los niveles de leptina y de serotonina, lo que da una sensación de depresión y la ansiedad y el apetito aumentan. No es lo mismo comer para mantenerse o aumentar músculo que comer para perder grasa, sobre todo cuando se tiende a acumularla en el abdomen. Consume los carbohidratos en el desayuno y justo luego de entrenar intenso porque ayuda a disminuir cortisol, además tu metabolismo está más acelerado y tus reservas de glucógeno están agotadas, difícilmente se acumulará como grasa si el entrenamiento fue bien intenso. Evita carbohidratos de alto índice glucémico, procesados y altos en azúcar pues incrementan la insulina y sabotean totalmente la pérdida de grasa. Cuando comas un carbohidrato almidonado acompáñalo con vinagre de manzana o canela (disminuye su carga glucémica) y siempre acompáñalos de proteína.

- Aumenta el consumo de proteína, esta ayuda a incrementar la dopamina, un neurotransmisor que mejora el nivel de energía y el estado de ánimo. Por ello incluye pechuga de pollo, pescado, lomo de cerdo, claras de huevo. La ración que sea del tamaño de la palma de tu mano, y cuidado, se trata solo de la palma, sin los dedos. Las proteínas acelerarán tu metabolismo y te harán crecer en masa muscular.

- Incluye vegetales en al menos cuatro comidas, en su mayoría verdes (lechuga, calabaza, brócoli, espárragos, apio, pepino, espinaca etc.). Los vegetales también son carbohidratos, porque la fibra es un carbohidrato complejo pero que no se asimila y no eleva insulina, se llaman carbohidratos fibrosos, estos son los que deben abundar en tu dieta. Los debes comer en la mayoría de tus comidas y por la noche pues aportan vitaminas, minerales, antioxidantes, pocas calorías, pocos carbohidratos y llenan muchísimo. Solo temprano en el día, justo luego de entrenar bien intenso, puedes consumir frutas y carbohidratos complejos almidonados de carga glucémica media o baja como avena, arroz integral, camote o granos.

- Consume una pieza de fruta a media mañana y no comas más frutas durante el día. Prefiere las bajas en azúcar como fresas, moras, mandarinas, toronjas y manzanas.

- Incluye dos porciones de grasa al día. Una porción equivale a 15 almendras, una cucharada de aceite de oliva o coco, de 70 a 100 g de aguacate, 100 g de salmón, una cucharada de 15 ml de mantequilla de cacahuate o de almendras. Así controlarás la insulina, el apetito y regularás tus hormonas.

- Toma 3 litros de agua al día y de 2 a 3 tazas de té verde.

- Mejora tu ritmo circadiano y calidad del sueño. El ritmo circadiano es tu reloj interno, controla todo, hormonas y metabolismo. Cuando no duermes suficiente alteras tu ritmo circadiano y el funcionamiento hormonal, acumulas grasa porque elevas la hormona del estrés, cortisol, y disminuye hormona del crecimiento. Al mismo tiempo tendrás la grelina —hormona que estimula el apetito— más elevada durante el día y disminuye la leptina que es la hormona que lo controla y mantiene el metabolismo más acelerado.

CUANDO NO **DUERMES** SUFICIENTE **ALTERAS** TU RITMO CIRCADIANO

- Suplementa con omega 3 en dos o tres comidas, para un total de 2 o 3 g diarios. Mejora muchísimo la sensibilidad a la insulina.

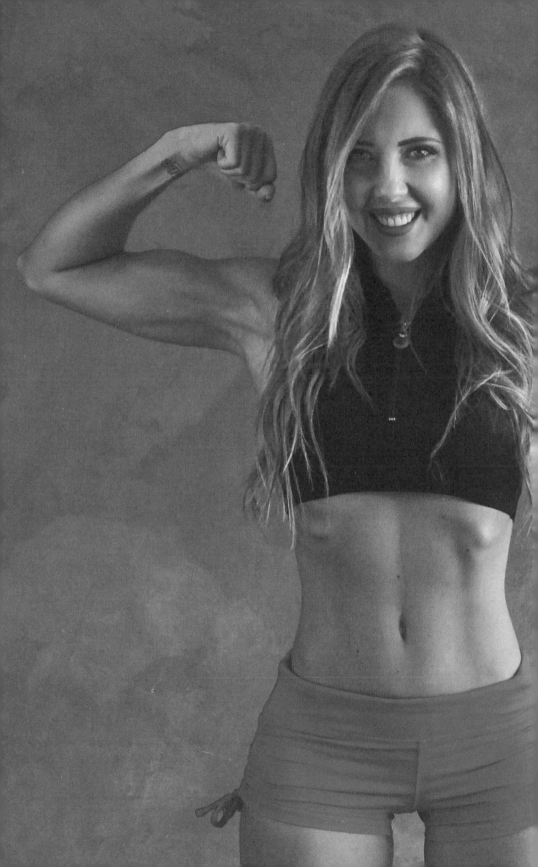

EL LEMA
«LOS ABDOMINALES SE HACEN EN LA COCINA» ES TOTALMENTE CIERTO

¡Cuidado con la pared!: el estancamiento

Todos en cierto momento llegamos a una pared. Algunos se quedan mirándola y otros sencillamente la trepan y siguen adelante. Ese techo de cristal cuando te estancas es un llamado de atención para que cambies o modifiques lo que estás haciendo. Revisa con atención estas recomendaciones para salir del estancamiento.

- Dale un respiro al cuerpo. Si vienes haciendo dieta de pérdida de grasa por mucho tiempo tus niveles hormonales se alteran y el metabolismo se torna más lento. Incorpora dos días a la semana de más calorías, no seguidos, comida de calidad en mayor cantidad. Agrega una o dos porciones más de carbohidrato y otra de grasa.
- Haz un ajuste de macronutrientes. Trata de confundir al cuerpo para que reaccione.
- Ajusta las calorías. Si venías siguiendo una dieta para rebajar y te estancaste es porque esa dieta te llevó hasta donde pudo. Estás más «pequeño» y tu cuerpo quema menos energía, así que si quieres seguir rebajando debes seguir ajustando, nunca menos de 1200 calorías al día si eres mujer y no menos de 1800 calorías si eres hombre. Igual pasa con quienes quieren aumentar, si quieres seguir creciendo debes seguir comiendo: aumenta las calorías pero asegúrate de que provengan de alimentos saludables y no de chatarra. También pasa que con el tiempo muchas personas se «relajan» y flexibilizan la dieta, y eso está bien para mantenerse, pero cuando queremos transformar nuestro cuerpo es necesario un plan, una estructura. No piquen o prueben de aquí y de allá, no inventen mucho. Ya habrá tiempo luego de rebajar o aumentar para comer de forma improvisada.
- Si has estado haciendo ejercicio en la noche o en la tarde trata de implementar algo en la mañana, aun cuando en ambas horas quemarás calorías, ese gasto calórico es más elevado en la

mañana porque el cuerpo naturalmente quema menos calorías en
la tarde y en la noche.

- Vigila lo que comes, 80% de todos los estancamientos muchas
veces se originan porque comienzas
a comer más sin darte cuenta. Al ver
que estás progresando te relajas, comien-
zas a picar y ¡todo lo que comes suma! De 20 en 20, de 30 en
30, vas agregando calorías y 3500 calorías es medio kilo de
grasa. Incluso ese poco de salsa de tomate que usaste, ese ade-
rezo de ensalada, las almendras que agregaste solo porque sí,
ese extra de proteína que pusiste a tu licuado, todo eso suma.

- Cambia tu rutina de entrenamiento. Una buena rutina no debe
durar menos de 6 semanas ni más de 12. El cuerpo se adapta a
todo, luego de 12 semanas cambia lo que estás haciendo: varía
ejercicios, incrementa el peso (muchas mujeres no entienden
que no pueden utilizar de por vida las pesitas de 4.5 kilos).
Cambia la técnica de entrenamiento.

- Incrementa el ejercicio. Llega un punto en el que no puedes
seguir reduciendo las calorías, así que intensifica lo que estás
haciendo, agrega más intervalos de alta intensidad, sube el
peso en el entrenamiento.

- Haz HIIT (intervalos de alta intensidad) tres veces a la semana. Así quemarás muchas calorías en poco tiempo, acelerarás
el metabolismo e incrementarás la pérdida de grasa; además,
protegerás la masa muscular. Un ejemplo: corre a máxima velocidad por 30 segundos, camina minuto y medio, vuelve a
alternar hasta completar 35 minutos. Puedes hacerlo en una
caminadora con inclinación si tienes buena condición física.

- El cardio. Trata de variarlo, no hagas siempre lo mismo. Asegúrate de hacer intervalos intensos por lo menos tres veces a
la semana. Si solo haces cardio recuerda que para ver cambios
significativos debes hacer pesas pues tu metabolismo se ace-

lerará y además esculpen tu cuerpo. Piensa que el cardio es como una cuenta corriente, las pesas son una cuenta de ahorro: ¡vas ganando intereses! Cuando entrenas tu metabolismo queda acelerado mucho tiempo más.

- Descansa de los suplementos. 70% de todo es la alimentación y los suplementos te dan ese empujón. Algunos ayudan a incrementar energía, otros ayudan a aumentar o proteger masa muscular y otros a perder grasa, sea cual sea el que utilices debes descansar cuando lo termines (generalmente luego de usarlos 8 semanas). Por lo menos descansa de ellos 2 o 4 semanas. Se trata de «resetear» tus receptores y tus células.

 ## ¿Por qué no ves progresos en los cambios que quieres?

Muchas veces por desconocimiento no vemos avances aun cuando sentimos que nos esforzamos muchísimo. Lo cierto es que aunque el esfuerzo es importante, hay errores comunes que no nos permiten aprovechar este esfuerzo al máximo.

> **Error 1**. Reduces demasiado las calorías, dejas de comer y te saltas comidas.

Cuando dejas de comer, te saltas comidas o consumes muy pocas calorías, tus niveles de la hormona tiroidea bajan, así que quemas menos calorías y luego viene el temido efecto rebote. Tus niveles de leptina disminuyen, y esta es la hormona que controla el apetito y además acelera el metabolismo; si ella baja tus niveles de ansiedad se van a incrementar y comerás más pues sientes que no te llenas. Al mismo tiempo suben los niveles de grelina, la hormona antagónica a la leptina que incrementa el apetito y la ansiedad y estimula el aumento de grasa corporal.

Como no estás comiendo suficiente se elevan los niveles de la hormona del estrés, cortisol, que desgasta la masa muscular para obtener energía, además incrementa la insulina y te hace acumular grasa en el abdomen. Y por último, tu cuerpo entra en modo de sobrevivencia, es decir, como siente que no le estás dando suficientes calorías para subsistir, baja la marcha y quema menos calorías al día, así que tu metabolismo se torna más lento.

Mi consejo. No comas menos, come mejor, que 90% de tu dieta sea de alimentos naturales sin procesar, que la mayoría tenga un solo ingrediente: avena, un ingrediente; pollo, un ingrediente; arroz integral, un ingrediente; manzana, un ingrediente, y así sucesivamente. Incrementa las proteínas, ellas aceleran el metabolismo y controlan el apetito. Llena la mitad de tu plato con vegetales, que no aportan casi calorías. Ingiere más fibra y toma más agua que controlan el apetito y desintoxican por lo que tu cuerpo funciona mejor y quemas más grasa. Es importante que entiendas que al día pierdes billones de células que se vuelven a formar y se regeneran con la comida que consumes (médula ósea, sangre, membranas celulares, hormonas, enzimas, etc.), todo se produce a partir de tu comida. Literalmente, eres lo que comes.

> **Error 2**. Te obsesionas con el peso y pierdes la paciencia.
Es importante entender que la pérdida de peso puede ser diferente a la pérdida de grasa. Lo ideal sería que lo que se pierde en un plan de pérdida de peso fuera grasa, pero muchas dietas de moda al usar una restricción exagerada de calorías y carbohidratos estimulan más la pérdida de agua y masa muscular que de grasa. Debes entender que la grasa se pierde poco a poco. Esto es un proceso a largo plazo que toma mínimo 12 semanas si quieres ver un cambio importante. Perder 2 kilos de grasa te hacen cambiar mucho más la apariencia que perder 6 kilos de masa muscular y agua. Aunque un kilo de grasa y un kilo de músculo son ambos un kilo, un kilo de grasa ocupa el doble de espacio.

Mi consejo. Recuerda que cuando entrenas con pesas fortaleces y construyes poco a poco masa muscular, tu metabolismo es más rápido. Si estás cuidando lo que comes y además haciendo cardiovascular progresivamente pierdes grasa. Quizás no verás un cambio trascendental en la báscula pero tu composición corporal va a mejorar, la ropa te quedará diferente y perderás medidas.

> **Error 3**. No cuidas la calidad de las calorías.

Sí, el número de calorías importa, pero la calidad de esas calorías también. Es posible que aun cuando cuidas el número, estés perdiendo peso pero no tanta grasa, todo lo que comes genera una respuesta hormonal y química en tu organismo que puede ayudarte o perjudicarte. Elige alimentos saludables, que 85% o 90% de tu dieta sea natural, alimentos de un solo ingrediente: pollo, huevos, manzana, arroz integral, avena, brócoli, etc. Cuida el horario de las comidas, los carbohidratos cuando sepas que los vas a quemar, nuestra sensibilidad a la insulina en la noche es menor, segregamos más insulina ante un carbohidrato, el metabolismo está más lento porque nos preparamos para dormir. En el día la sensibilidad a la insulina es alta, segregamos menos, el mecanismo es más rápido, tenemos más horas para quemar lo que comemos. Incluye proteína en cada comida para mantener el metabolismo acelerado, quemamos 30% de las calorías en la proteína solo en la digestión, así controlamos mejor el apetito. Jamás será lo mismo 100 calorías de pan que 100 calorías de pollo, el pollo llena más y obliga a tu cuerpo a quemar más calorías, segregas mucha menos insulina y por ende puedes quemar más grasa.

Mi consejo. Es importante que cuides la calidad de tus alimentos. Aprende a conocer tu cuerpo porque cada quien es diferente.

> **Error 4**. Te apoyas solo en el ejercicio

Tendemos a sobrestimar lo que quemamos en una sesión de ejercicio, la realidad es que el éxito en un plan de pérdida de grasa depende 70% de la dieta.

Mi consejo. Hacer ejercicio es vital para quemar calorías, aumentar masa muscular y acelerar el metabolismo, pero nunca debes descuidar la alimentación. Es lo más importante.

> **Error 5**. Evitas las pesas

Este error es común en las mujeres, evitan las pesas porque piensan que se van a poner grandes. Y esto es un gran mito: como ya lo he aclarado antes, las mujeres no tenemos suficiente testosterona para ponernos grandes.

Mi consejo. Todo el mundo se beneficia de una buena rutina de entrenamiento de fuerza. Incluso si tienes sobrepeso, un entrenamiento adecuado e intenso ayuda a reparar tu metabolismo, incrementa la sensibilidad a la insulina, mejora el funcionamiento hormonal en general, hace que quemes más calorías al día, literalmente convierte tu cuerpo en una máquina quema grasa. Además es el único ejercicio que fortalece los músculos y te da esa apariencia más tonificada. Un exceso de cardiovascular sin pesas afecta negativamente tu metabolismo e incrementa la flacidez. Tiene que existir un matrimonio entre cardiovascular y pesas, esto mejorará notablemente tu composición corporal.

✱ Revisa otros escenarios

Ahora, si sientes que haces todo bien, que no cometes estos errores, y aún así no ves resultados, puede deberse a problemas hormonales. Esto pasa muchísimo, problemas de tiroides, resistencia a la insulina, desbalance en los niveles de estrógeno y progesterona, bajos niveles de testosterona, cortisol elevado, etc. Todos estos problemas hormonales incrementan la acumulación de grasa y afectan el metabolismo. Acude a un endocrinólogo. Entiende esto, las hormonas controlan absolutamente todo, puedes ser un saiyajin en la dieta y el ejercicio pero si tus hormonas no funcionan bien no vas a ver resultados.

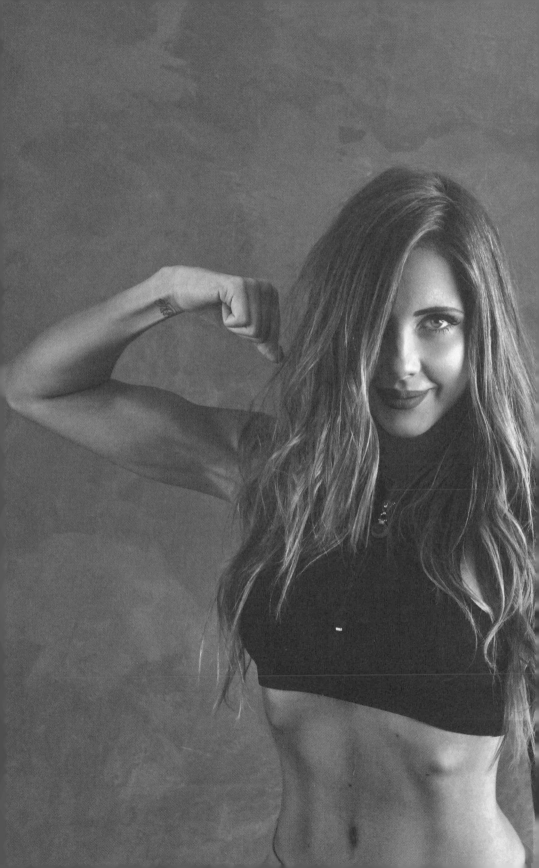

La disciplina es el puente que te lleva a tus metas. Siempre que iniciamos un plan de pérdida de grasa comenzamos muy entusiasmados, pero con el tiempo ese entusiasmo y motivación van mermando, y es normal. Pero es justo entonces cuando entra en juego la disciplina y debemos enfocarnos en hacer lo necesario para alcanzar nuestras metas aun cuando no tengamos muchas ganas. La constancia y la dedicación te permitirán alcanzar tus objetivos, solo así lograrás eso que tanto anhelas.

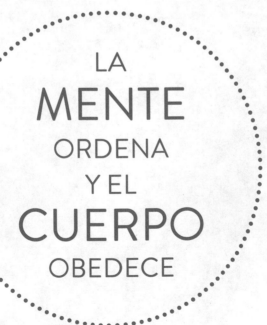

LA
MENTE
ORDENA
Y EL
CUERPO
OBEDECE

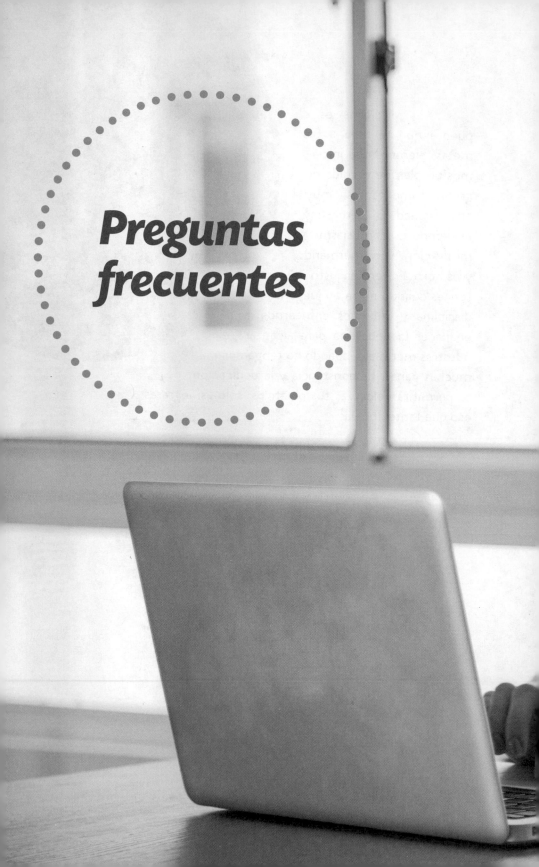

Preguntas
frecuentes

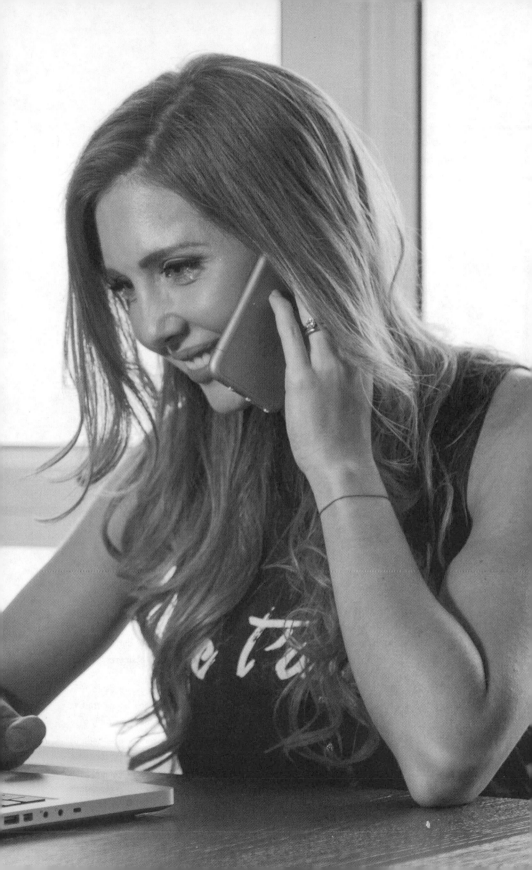

Como quiero que este libro sea tu guía y te acompañe siempre, he decidido incluir al final estas preguntas. Son las que siempre me hacen, las que más me consultan. Así tendrás más información que analizar y compartir en este camino de vida *fitness* que has iniciado.

1. **P.** @maryrfr: ¿Cuál es la diferencia entre los endulzantes fructosa, sucarosa, y todo lo que tenga que ver con el azúcar. ¿Qué es mejor y menos dañino?

   R. Todo lo que termina en «osa» es azúcar. La fructosa es el azúcar simple presente en las frutas. Utilizada como endulzante, aun cuando no genera un gran impacto sobre la insulina, se acumula fácilmente como grasa. La dextrosa, la sacarosa, la maltosa y la lactosa (el azúcar los lácteos) son todos azúcares simples y elevan la insulina. Hay otros como la maltodextrina, que también es un azúcar simple. Para endulzar siempre recomiendo usar stevia, proviene de una planta, es natural y tiene cero calorías.

2. **P.** @vanetrastoficial: ¿Por qué se gana peso cuando uno inicia un entrenamiento *fitness* y cuánto se tarda en ver resultados?

   R. Para ver resultados significativos debes esperar 12 semanas. Se trata de un proceso y quizás veas que la báscula no varía tanto en un principio. Esto es así porque estás haciendo pesas y progresivamente fortaleces masa muscular, tu metabolismo se acelera, quemas más calorías y pierdes grasa poco a poco. La grasa ocupa el doble de espacio que el músculo. Un kilo de grasa y un kilo de músculo no ocupan el mismo espacio, el kilo de músculo ocupa la mitad del espacio por lo que si pierdes un kilo de grasa pero ganas un kilo de músculo el peso no varía pero tus medidas sí disminuyen, y eso es lo más importante. No prestes tanta atención al número que marca la báscula y sí a cómo te va quedando la ropa y cómo te sientes.

3. **P.** @camerorosa: ¿Qué bebidas recomiendas para acompañar las comidas?

   R. El agua es la primera opción. Luego recomiendo alguna infusión fría, como flor de Jamaica con limón, té frío natural con limón o té verde, todos endulzados con stevia. ¡No acompañes las comidas con jugos pues estarás sumando calorías!

4. **P.** @nathalie7g: ¿Cuántas veces debo entrenar cada músculo a la semana?

   R. Una o dos es más que suficiente. Debes esperar 72 horas para trabajar un mismo músculo pues cuando entrenas ocurren lesiones y microdesgarres en las fibras musculares y debes darle tiempo a tu cuerpo para que se recupere.

5. **P.** @kimberlysanchz: ¿Qué es lo más importante que se debe hacer para bajar el porcentaje de grasa más rápido?

   R. Lo primero es entender que nada es rápido cuando es permanente. Es decir, lo que fácil viene, fácil se va, y la pérdida de grasa es un proceso. Solo tienes que ser constante y disciplinado, cuidar muy bien tu alimentación, alejarte de los alimentos procesados, de las harinas, del azúcar y controlar bien los carbohidratos. Incrementar la proteína y hacer pesas y cardiovascular intenso en fundamental.

6. P. @maggui83: ¿Qué suplementos recomiendas para ganar masa muscular?

R. Aminoácidos de cadena ramificada (BCAA), glutamina, creatina y *whey protein*. Con esos cuatro suplementos puedes incrementar masa muscular. Pero lo más importante es comer bien, suficiente proteína, carbohidrato y entrenar pesado. Para ingerir suplementos debes consultar antes a un especialista.

7. P. @gzilira: ¿Recomiendas los jugos verdes? ¿Cómo tomarlos?

R. Los jugos verdes son saludables pero también son una moda. No tienes que tomar jugos verdes para desintoxicar tu cuerpo. Si comes ensaladas y vegetales en la mayoría de tus comidas logras lo mismo y estarás sumando fibra, que en el jugo está en menos proporción. Pero si los quieres incorporar a tu dieta hazlo en la mañana y sin abusar de la fruta. Elige una pieza de fruta por jugo, por ejemplo manzana verde con espinaca, célery, etc.

8. P. @ina380307: ¿Qué puedo merendar en las tardes?

R. Lo ideal son proteínas y grasas buenas, por ejemplo, de 15 a 30 g de almendras o nueces con un licuado de proteína. Yo a veces meriendo pollo, me hago una ensalada con un poquito de pollo, o también como 4 claras y 1 cucharada de mantequilla de cacahuate natural. En vez de pensar en tres comidas grandes y dos meriendas piensa que haces cinco comidas pequeñas. Todo el mundo asocia merienda con una galleta o una barra, algo que venga en un empaque, y este es un estereotipo que debemos desterrar.

9. P. @hertorgprz: ¿Qué se debe hacer para marcar el abdomen?

R. Una buena dieta y cardiovascular, eso es lo que elimina la grasa que se esconde en tus abdominales. Los ejercicios como tal lo que hacen es fortalecer el músculo, pero para que se vean tienes que controlar muy bien lo que comes y quemar calorías.

10. P. @beaoo: ¿Cuáles suplementos deben tomar las embarazadas?

R. Solo el ácido fólico, algún multivitamínico y omega 3, que es lo que recomiendan los obstetras. Tu médico será quien dicte las pautas a seguir y solo él indicará algo extra que tú o el bebé necesiten. No es una etapa para inventar.

11. P. @cathe_toro: ¿Qué consumir si nos dan antojos a altas horas de la noche?

R. Proteína o grasa. Si sientes mucha ansiedad en la noche come una cucharada de 15 ml de mantequilla de cacahuate o de almendras; también puedes consumir gelatina de dieta.

12. P. @yohascott: ¿Qué opinas de la leche de soya?

R. No la recomiendo, la soya es alta en antinutrientes, puede elevar estrógeno y te hace más propenso a problemas de tiroides. Además, choca con las hormonas masculinas en los hombres y en las mujeres las hace más propensas al cáncer de seno o a la endometriosis. La única soya que recomiendo es la fermentada; la de la leche y las proteínas aisladas no lo es.

13. **P.** @emilipani: ¿Cuáles ejercicios puedo hacer para tener una cintura más pequeña?

R. No hay ejercicios para reducir la cintura, esta se reduce solo con una dieta adecuada y con ejercicio cardiovascular. Por supuesto, también tiene mucho que ver la genética: hay personas que son genéticamente más curvilíneas que otras, depende del tipo de cuerpo. También sucede que muchas mujeres abusan de los abdominales, sobre todo de los ejercicios para los oblicuos y los laterales, y desarrollan esta área, por lo tanto la cintura se ensancha.

14. **P.** @alepiscis18: ¿Qué alimentación deberíamos tener los que sufrimos de hipotiroidismo?

R. Tienes que consultar con tu endocrinólogo, él te dará las indicaciones. Pero a modo general puedo decirte que las personas con hipotiroidismo tienen un metabolismo más lento, por lo que recomiendo controlar la ingesta de carbohidratos y elevar el consumo de proteínas. El ejercicio es fundamental, y es ideal variar el entrenamiento cada seis semanas. Es prioritario mantenerte alejado de los alimentos procesados y productos derivados de la soya.

15. **P.** @garaazkoitia: ¿Qué información general de los termogénicos puedes compartir?

R. Los termogénicos incrementan el gasto calórico y dan energía, el problema es que no todos son de buena calidad. Quien los consume debe cuidar muy bien sus valores y que no aparezcan arritmias ni problemas cardíacos. Además, los pulmones deben estar sanos.

16. **P.** @dannyelagarcia18: ¿Que tipo de proteína se recomienda para aumentar masa muscular?

R. Cuando buscas aumentar masa muscular debes tratar de que haya variedad en la dieta, sobre todo en cuanto las proteínas. Cada una aporta un beneficio distinto, carne de res, pollo, huevos, pescados, los licuados de proteína (*isolate whey protein*) antes y después de entrenar.

17. **P.** @arianafds: ¿Qué músculo se tiene que ejercitar a diario?

R. ¡El músculo de la fuerza de voluntad! Y ya hablando en serio, cada día un músculo diferente. Por ejemplo, los lunes haces cuadríceps y aductores; los martes, hombros y tríceps; los miércoles, espalda y bíceps; los jueves, femorales y glúteos; los viernes o sábados, pecho; los abdominales son un día sí y otro no.

18. **P.** @paolacastrozuniga: ¿Se puede quemar grasa localizada? ¿Cómo?

R. La grasa no se quema de manera localizada. Desafortunadamente uno no puede escoger dónde rebajar, el cuerpo metaboliza grasa en todos lados. Por genética, hay personas que aumentan más en unas áreas que en otras. Poco a poco irás bajando equitativamente. Lo que sí puedes hacer es fortalecer áreas específicas con las pesas, por eso siempre digo que las pesas son grandes aliados porque ayudan a esculpir el cuerpo.

19. P. @kristal0212: ¿Opciones para cenas saludable? ¿Qué se debe comer a esa hora?

R. En la noche lo ideal es consumir proteínas como pollo, pescado, huevos, vegetales y ensaladas, como brócoli, coliflor, calabacín, lechuga, tomate o pepino, entre otros, y también algo de grasas buenas como una cucharada de aceite de oliva, 100 g de aguacate o 12 o 15 almendras. Evita alimentos altos en carbohidratos como frutas y almidones como camote, pan, arroz o granos. En la noche la sensibilidad a la insulina es baja y tu metabolismo está más lento, además de que no estamos activos. Por esta razón es mejor consumir los carbohidratos en el día.

20. P. @florianrodriguez: ¿Los granos se deben incluir en la dieta? ¿Sirven para aumentar o para rebajar?

R. Puedes incluir granos si quieres perder grasa; solo controla la cantidad, de media taza a una taza cocida en el almuerzo. Evítalos en la cena porque son altos en carbohidrato.

21. P. @milibermancilla: ¿El yoga y el pilates cuentan como ejercicio cardiovascular?

R. No, el yoga y el pilates se acercan más a un ejercicio de fuerza porque ejercen presión constante sobre los músculos, pero no elevan lo suficiente las pulsaciones cardíacas como para considerarlos un cardio.

22. P. @Dianitagg: ¿Las mujeres con implantes mamarios pueden entrenar pecho?

R. ¡Sí! Sobre todo si las tienes detrás del músculo. Pero siempre es ideal consultar con el cirujano. Cuando hay pérdida de peso se produce una reducción de los senos, pues ellos son mayormente grasa.

23. P. @Blanky45: ¿El sauna sirve para adelgazar? ¿Cuáles son sus beneficios?

R. El sauna no rebaja. Si te pesas justo después, el número en la báscula indicará pérdida, pero es porque perdiste agua, no grasa. La grasa se pierde con el déficit calórico que se produce al reducir las calorías en la dieta y al incrementar el ejercicio físico. No porque te ases como un pollo en el sauna vas a rebajar.

24. P. @heillo: ¿Cuantas calorías tiene un vaso de jugo verde con mayor cantidad de vegetales verdes y menos proporción de fruta?

R. Depende, si por ejemplo el jugo verde incluye una manzana, puede tener 120 o 140 calorías. Siempre dependerá de la fruta y las cantidades.

25. P. @terranova: ¿Cómo balancear una dieta basada en vegetales y carbohidratos (para gente vegetariana)?

R. Lo aconsejable es tratar de consumir temprano, en el día, cereales y granos, por ejemplo, avena, arroz integral, leguminosas; y en la noche ingerir frutos secos y semillas con vegetales. A partir de las seis de la tarde trata de disminuir los que son más altos en carbohidratos.

26. P. @nancyviaeira: ¿Cuántas tazas de café recomiendas tomar al día?

R. No más de 3. El café en su justa medida ayuda a dar energía, acelerar el metabolismo, quemar más grasa y además aporta antioxidantes, pero en exceso eleva el cortisol, y esta hormona incrementa la insulina y la grasa abdominal.

27. P. @osalroca: ¿Cómo se prepara la stevia en hojas (natural)? ¿Es buena?

R. Es buena. Se prepara colocando en una olla las hojas en un poco de agua, hasta que hierva. Las dejas remojando y el líquido sirve para endulzar. También puedes pulverizar las hojas pero así es un poco más amarga.

28. P. @Jlyon: ¿Se debe desayunar antes de ir al gimnasio? ¿Cuánto tiempo se debe esperar luego del desayuno para entrenar?

R. Si vas a hacer pesas tienes que comer porque el entrenamiento de fuerza es anaeróbico, el combustible principal es el glucógeno, es decir, carbohidrato almacenado en el músculo. Trata de comer algún carbohidrato complejo como avena, con algo de proteína. Espera una hora para ir al gimnasio.

29. P. @erika_ht: ¿Las personas que sufren de várices y problemas de circulación en las piernas deben entrenar?

R. Sí, pero siguiendo las recomendaciones de tu doctor o esteticista. El cardiovascular es buenísimo para mejorar la circulación.

30. P. @Marimari50: ¿Qué alimentos deben evitarse cuando sufres de hinchazón del abdomen y gases?

R. Tienes que cuidar de no excederte en la fibra. Muchas veces quienes comemos sanos sufrimos un poco con esto. Los vegetales crucíferos como brócoli y coliflor inflaman mucho, los edulcorantes artificiales, el chicle sin azúcar, cualquier cosa endulzada con polialcoholes como maltitol.

31. P. @gabischel: ¿Las personas que son diabéticas pueden tener un estilo de vida *fit*?

R. ¡Por supuesto! Siempre siguiendo las recomendaciones de tu endocrino y el nutricionista. El ejercicio ayuda mucho a regular niveles de glucosa en sangre. La alimentación como sabes es crucial, y hacerte tus chequeos pertinentes antes y después del ejercicio.

32. P. @haridian_97: ¿Qué hacer primero, pesas o cardio?

R. Pesas. Te explico, los primeros 20 o 30 minutos el cuerpo quema principalmente carbohidratos como fuente de energía, glucógeno. Al mismo tiempo el principal combustible requerido en el entrenamiento de fuerzas son los carbohidratos porque en el ejercicio anaeróbico no se oxida grasa como combustible, así que cuando haces pesas primero le das al cuerpo la gasolina que necesita, agotas reservas de glucógeno, y cuando ya te toca hacer el cardio quemas principalmente y por más tiempo grasa; conclusión: hacer las pesas primero te ayuda a proteger la masa muscular y a quemar más grasa.

33. P. @eluzsalazar: ¿Cómo cuidar las manos para que no salgan callos al levantar pesas?

R. Usando guantes para entrenar y crema humectante.

34. P. @eleen_n: ¿Cuando estamos en «esos días» se debe cambiar la rutina o entrenar fuerte?

R. No, no tienes que cambiar nada. Si quieres por comodidad evita los ejercicios abdominales, pero puedes continuar con tu rutina. El cardiovascular va a aliviar mucho el malestar, te deshincha y mejora la circulación.

35. P. @chechita_21: ¿Cómo cuidas tu cabello? El mío sufre con el sudor al entrenar.

R. Tengo un cuidado muy básico. Lo lavo un día sí y otro no, coloco siempre acondicionador en las puntas, y termino el baño con agua fría para cerrar la cutícula y que quede más brillante. Pinza y plancha solo los fines de semana. La alimentación saludable y natural ayuda mucho.

36. P. @luiiprieto: ¿Puedes hablar de posturas básicas para no lesionarme en el entrenamiento?

R. Espalda derecha, hombros atrás. Nunca tranques totalmente los codos y las rodillas. En las sentadillas cuida que tu rodilla no pase la punta del pie.

37. P. @yohag86: ¿Al perder grasa se pierde busto? ¿Se pone más pequeño?

R: Sí, porque los senos son mayormente grasa.

38. P. @carlaeli: ¿Qué opinas de la moringa?

R. La suplementación con ella puede ser beneficiosa. Es alta en vitaminas minerales proteínas y antioxidantes, mejora y sube las defensas y baja el colesterol.

39. P. @ar_ig: ¿El agua con avena en ayuna adelgaza?

R. ¡No! Eso es un mito, la avena en sí es una buena fuente de carbohidrato alto en fibra y proteína, pero el agua por sí sola no, para nada, más bien esa agua está llena de impurezas. La avena es aún mejor cuando la remojas en la noche, botas el agua y la consumes sin esas impurezas.

40. P. @he_llo46: ¿Cuáles son sus comentarios con respecto al té matcha y a qué hora del día es mejor tomarlo?

R. Es sumamente saludable, da mucha energía, y al mismo tiempo acelera el metabolismo y ayuda a quemar grasa. Tiene 137 veces más catequinas (antioxidante) que el té verde, es alto en clorofila y ayuda a desintoxicar.

41. P. @maritere121: ¿Las personas que sufrimos de hernias podemos hacer ejercicio?

R. Depende, debes consultar con tu doctor.

42. P. @mua_flor: ¿Recomiendas los helados de yogur como merienda saludable?

R. Como merienda saludable sí; como merienda para perder grasa, no mucho. Y no es lo mismo. Una comida puede ser natural y saludable pero no ayuda a perder grasa. Debes entender que hay tres formas de comer: para mantenerte, para perder grasa y para aumentar. Cuando buscas rebajar, hay que ser más estricto. Los lácteos tienden a estancarte, contienen azúcar simple natural que eleva la insulina. Si quieres merendar un helado de yogur hazlo tú mismo con yogur griego sin azúcar y fresas, y procura comerlo en la merienda de la mañana.

43. P. @montoni_garage: ¿El *spinning* reduce la masa muscular de las piernas?

R. Al contrario, sobrestimula el cuadríceps, es una bicicleta con resistencia. Más bien a quienes quieren rebajar el tamaño de sus piernas los alejo del *spinning* y recomiendo que hagan más trote, intervalos o caminen en la caminadora con inclinación.

44. P. @carolinaadelamo: ¿Cuántas calorías es recomendable quemar al día al hacer ejercicio?

R. Depende, pero a modo general mínimo 500 calorías. Toma en cuenta que si quemas 3500 calorías a la semana pierdes medio kilo de grasa, siempre cuando cuides tu alimentación. Si quemas entre 500 y 800 entre cardiovascular y pesas está bien.

45. P. @stephaniesbp: Tengo dudas sobre las fajas. ¿Son reductoras y moldeadoras? ¿Se puede entrenar con la faja?

R. Con respecto a este tema no hay verdades absolutas, depende de a quién le preguntes. En teoría no, una faja no te va reduce la grasa, pero si le preguntas a las abuelas de la época de antes las fajas tipo corsé usadas todo el tiempo ayudaban a reducir la cintura. No te hará daño siempre y cuando no te corte la respiración o sea demasiado apretada. Ahora, para entrenar es otro cuento. Yo antes las usaba por maña, pero no son necesarias a menos de que vayas a levantar un peso muy pesado en las sentadillas o peso muerto. Cuando no las usas obligas más a tu cuerpo a contraer el abdomen, usando una faja te relajas y pierdes la oportunidad de realizar contracciones isométricas.

46. P. @sherdacel: ¿Qué ejercicio es bueno para endurecer el abdomen en el posparto?

R. Las planchas son el ejercicio más seguro. Te pones en la posición de flexión (puedes apoyar los antebrazos). Tu cuerpo debe formar una línea recta. Trata de contraer el abdomen lo más que puedas y mantén esa posición de 30 a 60 segundos. Descansa 30 segundos y haz cuatro series, un día sí y otra no. Aléjate los seis primeros meses de posparto de los abdominales tradicionales.

47. P. @Flore57: ¿Qué faja se debe usar luego del embarazo?

R. Una cómoda. No hay que torturase usando las de liposucción que no te dejan respirar. Yo usé una que se llama «Belly Bandit», tiene cierre mágico y tú te la vas ajustando. Lo importante es que te ayude a meter el abdomen pero sin apretarte demasiado, recuerda que tus órganos están movidos y tienes que tener cuidado.

48. P. @Greisilu2121: ¿Cuál es la mejor hora para subirse a la báscula y pesarse?

R. En la mañana apenas te despiertas, sin haber comido y sin ropa. No lo hagas a diario porque el peso fluctúa mucho. El nivel de hidratación, el sodio consumido, el ejercicio, el ciclo hormonal... todo puede afectar el peso incluso hasta dos kilos. Hazlo cada 7 o 15 días, el mismo día, a la misma hora.

49. P. @chopitaP: ¿Qué cantidad de grasas y azúcares se recomienda comer al día?

R. Entre 40 y 60 g de grasa al día está bien, por ejemplo una cucharada de aceite de oliva tiene 14 g de grasa, una cucharada de mantequilla de cacahuate tiene 8, 100 g de salmón contienen de 12 a 14 g, así se van sumando. De azúcar añadida mientras menos uses es mejor, máximo 20 a 40 g. Si vas a comprar un producto procesado procura que no contenga más de 5 g de azúcar si estás buscando rebajar, y no más de 10 si buscas mantenerte.

50. P. @gloryfml: Para quienes trabajamos en oficina, ¿qué meriendas recomiendas llevar que sean fáciles de hacer?

R. Lleva meriendas portátiles como almendras o cacahuate natural (no más de un puñadito por porción), piezas de fruta como manzana o mandarinas, proteína en polvo en un termo de manera que solo añadas agua, batas y listo. La noche anterior puedes hervir pechugas de pollo y desmenuzarla, colocarla en bolsitas plásticas y llevarlas a la oficina, también puedes llevar galletas de arroz integral inflado.

51. P. @_scarlucena: ¿Tomar *whey protein* sin entrenar engorda?

R. No engorda, puedes consumir una a media mañana como merienda. Pero idealmente trata de tomarla los días que hagas ejercicio. Siempre será una mejor opción la comida como tal, pollo, huevos, pescado, proteínas enteras, pues al cuerpo le cuesta más digerirlas y esto acelera el metabolismo. Los licuados de proteína están hechos para que le demos nuestros músculos proteína de manera rápida a la hora de entrenar y así se protege. Pero por

un licuado al día no vas a engordar, son libres de grasas y carbohidratos.

52. P. @Jhoars: ¿En la tarde (3 o 4 pm) se puede comer frutas? ¿Cuáles recomiendas?

R. Depende, si has comido carbohidrato en tus comidas anteriores, desayuno, merienda de media mañana, almuerzo, puede que no sea la mejor decisión. Los carbohidratos complejos almidonados (avena, arroz, camote, granos...) se reservan en el hígado y en el músculo como glucógeno, en cambio las fructuosa solo se puede reservar a nivel de hígado y los músculos no tienen enzima necesaria para transformar fructosa en glucógeno. Si la capacidad del hígado está llena (es una capacidad mucho más pequeña que la de los músculos) esa fructosa se transforma en grasa y se reserva en el tejido adiposo. Por esta razón es que es mejor consumir las frutas en la mañana, cuando la capacidad del hígado todavía está vacía.

53. P. @anavlorenzof: ¿Hacer pesas en pleno crecimiento es malo? Dicen que frena el crecimiento. ¿A partir de qué edad se puede entrenar?

R. Hay muchas teorías sobre esto, pueden comenzar a los 16 bajo supervisión evitando levantar demasiado peso en ejercicios como sentadillas; luego de los 18 pueden entrenar con mayor tranquilidad.

54. P: @analiliagalan: ¿Cómo dividir las rutinas de entrenamiento? Es decir, ¿qué músculo entrenar cada día?

R. Depende de lo que estés buscando. Por ejemplo, si tu meta es aumentar masa muscular te recomiendo hacer entrenamientos con músculos antagónicos u opuestos, por ejemplo bíceps y tríceps, porque cuando entrenas el bíceps, el tríceps descansa y esto te permite entrenar con más peso. Pero si tu meta es definir, perder grasa, o fortalecer, puedes entrenar con músculos sinérgicos. Cuando trabajas uno el otro se estimula indirectamente, por ejemplo hombro y tríceps. Esto ayuda a fatigar los músculos y hay una sobre-estimulación, lo que ayuda a fortalecer y profundizar los cortes musculares. También depende de tu horario y de tu agenda, por ejemplo puedes entrenar los lunes cuadríceps, pantorrillas y aductores; martes hombro y tríceps; miércoles bíceps y espalda; jueves pecho y pantorrillas; viernes o sábado femorales y glúteos; incluye los abdominales en cualquiera de las rutinas, un día sí y otro no.

55. **P.** @valeesanchez12: ¿Qué ejercicios y qué alimentación recomiendas para los adolescentes?

R. En primer lugar, con los adolescentes —como con cualquier población etaria— no se puede generalizar. Lo primero es que si están buscando perder peso vayan a un nutricionista. En segundo lugar, es importante que estén activos, no necesariamente en el gimnasio, pero sí haciendo deportes o alguna actividad que les eleve pulsaciones cardíacas y los haga moverse de manera constante por una hora. Si van a un gimnasio les recomiendo iniciar con circuitos y bajo la supervisión de un entrenador capacitado. La dieta debe ser balanceada y supervisada, sin excluir ningún grupo alimenticio, apoyada en una alimentación 80% a 90%

natural, alejarse de las golosinas, del azúcar y los dulces en general. Lo ideal es consumir más frutas y vegetales, mucha agua y menos refrescos.

56. **P.** @Ingridgozaleze: ¿Sustitutos de la proteína para las personas vegetarianas?

R. Incorporar granos como lentejas, carotas y garbanzos y cereales naturales como la avena y el arroz integral en la dieta, inclúyelos en la mayoría de tus comidas, sobre todo en el día. También consume cacahuates y otros frutos secos, contienen proteína. En la noche trata de comer vegetales con alguna semilla, o frutos secos, no consumas tantos carbohidratos en la noche. Suplementa con espirulina, un alga que contiene todos los aminoácidos esenciales.

57. **P.** @kebb22: ¿Qué diferencia hay entre la leche descremada y la leche de almendras?

R. La leche descremada es un lácteo, proviene de un animal; la leche de almendras es vegetal. Una taza de leche descremada contiene 12 g de azúcar simple, tiene 90 calorías y eleva la insulina. Una taza de leche de almendras contiene solo de 30 a 40 calorías y cero azúcar, es más saludable y mejor si buscas perder grasa.

58. **P.** @lorearcangeles: ¿Qué ejercicios son buenos para tener un «6 pack»?

R. Todos los que estimulen el transverso abdominal (nuestro corsé interno); las planchas de cualquier tipo. Pero lo que hará visible esos abdominales es la dieta y el ejercicio cardiovascular. Puedes tener un músculo muy fuerte pero escondido debajo de una capa de grasa si no comes bien y no haces suficiente ejercicio. Hay un dicho que dice: los abdominales se hacen en la cocina.

59. **P. @alexandraarabia:** ¿Recomiendas el agua con frutas, pepino o rodajas de limón para adelgazar?

R. No para rebajar pero sí para estimularte a tomar más agua. Si el agua tiene sabor es más probable que incrementes su consumo. Pero no estoy hablando de jugos, sino de que cortes las frutas y las dejes en la jarra de agua para que suelten un poco de sabor.

60. **P. @geraldine_biolove:** ¿Qué cantidades o raciones son ideales para el desayuno, el almuerzo y la cena?

R. No se puede generalizar, depende del tipo de cuerpo, la meta, la tolerancia a ciertos alimentos, si eres hombres o mujer, el peso, entre otros temas. Lo que sí es importante es que contenga una buena ración de proteína y carbohidratos complejos. A modo general una mujer puede consumir por ejemplo de 20 a 30 g de carbohidrato y de 20 a 30 g de proteína en el desayuno; un hombre de 30 a 50 g de carbohidrato y 30 a 40 g de proteína. Por ejemplo, para una mujer: una taza de avena cocida hecha con 1/3-1/2 taza de avena en hojuelas, y 4 claras de huevo; para un hombre: taza y media a una taza de avena hecha con 3/4-1 taza de avena en hojuelas con 6 claras de huevo.

61. **P. @julianhg:** ¿Qué carbohidratos se pueden comer de noche?

R. De noche los mejores carbohidratos son los fibrosos, los vegetales, las verduras. Puedes comer ensaladas, por la fibra, que es un tipo de carbohidrato complejo pero que no genera un impacto sobre la insulina y el cuerpo no los asimila, pero teóricamente son carbohidratos. Además, los vegetales son muy bajos en calorías y de noche tu metabolismo es más lento, estás sedentario. Así que puedes saciar tu apetito con ellos sin problema, acompañados siempre de proteína.

62. **P. @marianaache10:** ¿El yoga es bueno para definir los músculos?

R. Depende del tipo de yoga. Hay unos más fuertes que otros. La modalidad más fuerte puede ayudarte a fortalecer masa muscular, pero la definición solo se obtiene con una dieta adecuada y una buena rutina de cardiovascular que te permita perder grasa, con lo que cortes musculares se hacen más visibles. Es a esto a lo que llamamos definición.

63. **P. @pdrojua01:** ¿Qué opinas de los refrescos *light*?

R. No son saludables. Son altamente procesados, tienen mucho sodio y fósforo, y además nos hacen más propensos a sufrir osteoporosis. Ahora, no contienen azúcar ni calorías, uno de vez en cuando no cae mal. Consume como máximo 1 o 2 a la semana. Ten en cuenta que son altos en edulcorante artificial que estimula el apetito y acrecienta la ansiedad por los carbohidratos.

64. **P. @marianellamena:** ¿Cómo se pueden levantar los glúteos? ¿Hay algunos ejercicios?

R. Los mejores ejercicios para los glúteos son las sentadillas profundas y los desplantes/lunges. Estos ejercicios trabajan todo el glúteo y ayudan a levantarlo y fortalecerlo. Entre los ejercicios cardiovasculares para mí el ideal es caminar en una caminadora con bastante inclinación y hacer escaladora.

65. **P.** @bechicarol: ¿Cómo recuperar la figura después de haber dado a luz?

R. Poco a poco. Es un proceso, y tu cuerpo viene de un embarazo que duró 9 meses. Cuando das a luz las hormonas están alteradas, los órganos movidos, estarás muy cansada y quizás tu metabolismo esté más lento.

66. **P.** @Kari2santos: ¿Cómo eliminar los cauchos a los lados del abdomen?

R. Con una buena dieta y ejercicio cardiovascular. La grasa en esa área está asociada a una poca tolerancia a los carbohidratos. Contrólalos, consúmelos temprano y elige a aquellos altos en fibra como avena, camote, arroz integral, vegetales. Además, incrementa el consumo de proteína.

67. **P.** @Sergiosan_1: ¿Hasta que edad se puede consumir la *whey protein*?

R. No hay una edad. A partir de los 16 años puedes consumirla; luego de los 40 es recomendada porque a partir de esta edad se empieza a perder masa muscular. Los licuados de proteínas ayudan a evitar que esto suceda, o que suceda en menor grado. Tómala sin abusar. Cuando hagas ejercicio, ingiere una si quieres mantenerte y dos si quieres aumentar.

68. **P.** @liberatoscioliguirados: ¿Qué pan recomiendas? ¿El pan pita integral es una buena opción?

R. Yo en lo particular no tolero bien el trigo, me inflama y me hace retener líquido. Mucha gente es sensible a este cereal y no lo identifica. Para mí hay mejores opciones de carbohidrato. Ahora, si quieres comer pan procura que sea 100% integral. Lee la etiqueta y cerciórate de que su primer ingrediente sea harina integral de trigo, bien sea pan de sándwich o pan pita integral.

69. **P.** @viviramos29: ¿Por qué me mareo a veces durante el entrenamiento?

R. Puede ocurrir porque no comiste bien o porque tienes naturalmente la tensión baja, como yo, y si subiste bruscamente puedes marearte. A mí me suele pasar cuando estoy acostada boca abajo en la máquina de *leg curl* o en la prensa y subo rápido.

70. **P.** @Loredimattia: ¿Cómo consumir las barras de proteína?

R. No las consumas todos los días. La comida natural siempre será mejor, pero las barras muchas veces nos sacan de apuros. Vigila que no tenga más de 200 calorías, máximo 150 o 200 mg de sodio, algunas tienen un poco más. Si es así, ese día evita agregar sal a la comida, evita los enlatados, embutidos y otros alimentos procesados. Procura que la barra tenga de 15 a 20 g de proteína y cero azúcar. Los días que comas barras no consumas los licuados de proteína.

71. **P.** @Angie_rada: ¿Qué tan importante son los estiramientos al finalizar la rutina?

R. Son muy importantes porque ayudan en la recuperación muscular y mejoran tu tu flexibilidad, lo que afecta tu rango de movimiento a largo plazo. Pero siempre estira al final, cuando tus músculos están calientes. Nunca al principio porque puedes lesionarte y disminuir tu fuerza.

72. **P.** @jonazbetancourt11: ¿Cómo mejorar los dolores musculares luego de entrenar?

R. En primer lugar, asegúrate de hacer estiramientos al terminar. En segundo lugar, puedes suplementar con L-glutamina, un aminoácido que incide en la recuperación y alivia el dolor. Puedes alternar duchas de agua fría y caliente, pero entiende que el dolor es normal pues cuando entrenas con intensidad ocurren microdesgarres de las fibras musculares, por eso duele. Por sobrecompensación, el cuerpo hace que las fibras musculares se pongan más fuertes para que soporten futuros entrenamiento; por eso es que el músculo se pone más fuerte y se hipertrofia.

73. **P.** @carmelodelacoste: ¿Qué opinas de la leche de coco? ¿Cómo y cuándo tomarla?

R. La leche de coco, no la crema, es un buen sustituto de leche de vaca. Tiene múltiples vitaminas y minerales y un poco de grasas buenas, que ayuda a regular el funcionamiento hormonal y metabólico. Si es sin azúcar solo contiene 60 calorías por taza; puedes tomarla a cualquier hora.

74. **P.** @akasha121185: ¿Puedo comer aproximadamente 1 hora luego de entrenar, una vez que llego a mi trabajo? ¿Será recomendable que apenas termine el entrenamiento me tome una medida de *whey protein* o puedo esperar a comer? He leído que debo comer algo inmediatamente después de terminar el entrenamiento para mantener la musculatura. Estoy retomando el ejercicio y estoy perdiendo peso.

R. Todo depende de tus metas, lo ideal es que comas justo después, si comes a la hora tampoco es un gran problema si lo que buscas es mantenerte o perder grasa. El licuado sería necesario si tu meta es aumentar masa muscular. Ahora, si sientes que se va a demorar más de la hora entonces sí te recomiendo que te tomes la proteína al terminar.

75. **P.** @yertysavedra9: ¿Cuál es la diferencia de tomar la *whey protein* antes o después de entrenar?

R. Es buena en ambos momentos. Si quieres aumentar músculo recomiendo esos dos licuados. Si quieres perder grasa, tómala antes o después, en ambos casos trae beneficios. Si lo tomas antes ayuda a proteger tus músculos durante el entrenamiento, tendrás aminoácidos suficientes como para que no desgastar la masa muscular durante el ejercicio de fuerza. Cuando lo tomas después ayuda a la recuperación muscular. Lo más importante es que tu cuerpo tenga durante el día suficiente proteína, si esto es así, y el balance de nitrógeno en el cuerpo es positivo, habrá un incremento de masa muscular, y si es equilibrado la masa muscular se mantiene fuerte.

76. **P.** @marilanabel: ¿Cómo se toma el té verde y qué tan bueno es?

R. Es muy bueno si lo preparas de la manera correcta. No debes dejar que el agua llegue a punto de ebullición cuando lo prepares. Tiene propiedades rejuvenecedoras, previene el cáncer, acelera el metabolismo, ayuda a perder grasa, disminuye los niveles de azúcar en la sangre y está cargado de antioxidantes que te protegen de múltiples enfermedades. No tomes más de cuatro tazas al día. Puedes tomarlo después de las comidas porque mejora la digestión. También a media mañana y a media tarde, y dependiendo de tu tolerancia a la cafeína tómalo o no en la noche.

77. **P.** @politomachado: ¿Puedo mezclar varios frutos secos: almendras, macadamias, pecan y marañón, etc.? ¿O es mejor un solo tipo?

R. Sí, puedes mezclarlos siempre cuanto te apegues a la porción recomendada, no más de 30 g, que equivale a un cuarto de taza de repostería.

78. **P.** @palmtree_garage: ¿Es seguro tomar *whey protein* durante la lactancia?

R. Sí, no hay ningún problema, puede ayudar. Recuerda que la función de la proteína es construir tejido, hormonas, enzimas, etc. Y tú en el embarazo estás formando una vida. Te ayudará muchísimo y protegerá tus músculos, que muchas veces se desgastan durante el embarazo. Además, controlarás el apetito y la ansiedad.

79. **P.** @gemita_piruleta: ¿Qué es mejor, la caseína o la *whey protein*? ¿En qué se diferencian?

R. La *whey protein* es de rápida absorción. Luego de ingerirla llega a tus músculos en aproximadamente 30 minutos. Si es isolatada, que es lo ideal, contiene mucha menos lactosa. La caseína es de lenta absorción, libera los aminoácidos poco a poco, tiene un poco más de lactosa y su consistencia es más espesa. Esta se recomienda por la noche sobre todo para quienes buscan aumentar masa muscular pues protege tus músculos durante el ayuno prolongado al que nos sometemos durante las horas de sueño.

80. **P.** @lauragriman: ¿En qué momento se puede comer la avena? ¿Es mejor comerla antes o después de entrenar?

R. Lo ideal es comerla en el desayuno con algo de proteína como claras de huevo. Antes de entrenar es ideal porque te dará energía sostenida y gasolina a tus músculos.

81. **P.** @eyibelly: Si no consumes calcio, ¿de qué alimentos obtienes el calcio para el cuerpo?

R. Cada vez son más los estudios que comprueban que las fuentes vegetales de calcio son de mejor calidad que las de los lácteos. Es verdad que estos tienen mucho calcio pero la calidad de su absorción es pobre. Algunos vegetales altos en calcio son el brócoli, también las algas marinas, los frutos secos, las semillas de chía, la col rizada, etc. Y por supuesto un buen suplemento de citrato de calcio.

82. **P.** @sallysoto_: ¿De qué manera se puede reducir la cintura?

R. El tamaño de la cintura depende muchas veces de la genética. La forma de reducirla al máximo es con una buena dieta para perder grasa y ejercicio cardiovascular. No hay ejercicio que reduzca la cintura específicamente. Si te enfocas en hacer giros y laterales más bien puedes desarrollar los oblicuos y ensancharla.

83. **P.** @_lorenavasquez: ¿Qué ventajas tiene practicar *spinning*?

R. Que quemas muchas calorías por minuto y 3.500 calorías equivalen a medio kilo de grasa. Si eres de piernas gruesas y tu meta es reducirlas, no te lo recomiendo porque la resistencia en la bicicleta más bien ayuda a desarrollar el cuadríceps. Es un ejercicio que no es equilibrado pues se enfoca muchísimo las piernas. Yo lo recomiendo una o dos veces a la semana como para darle una sacudida a tu rutina y que el cuerpo no se acostumbre a hacer lo mismo.

84. **P.** @dianarias: En cuanto a entrenamiento y alimentación, ¿qué recomiendas hacer cuando se tiene gripe?

R. Escucha a tu cuerpo. Si los síntomas son de la garganta para arriba puedes hacer ejercicio moderado; si los síntomas son de la garganta para abajo, tienes el pecho apretado y además tienes fiebre y dolor de cabeza, no hagas ejercicio. Tu cuerpo necesita esa energía para recuperarse y si abusas del ejercicio y no escuchas las señales de tu organismo puedes empeorar y luego el reposo tendrá que ser por más tiempo. Cuando tienes gripe tienes que incrementar el consumo de agua, comer muchos vegetales (en especial verdes como el pimentón y el brócoli que aportan vitamina C) y frutas críticas por la mañana. Evita los alimentos procesados, las harinas y el azúcar.

85. **P.** ¿Qué opinas del *crossfit*? ¿Es completo o se necesita hacer pesas?

R. Es un ejercicio muy completo que trabaja el cuerpo de manera general. Yo recomiendo hacer toques técnicos con las pesas para concentrar el trabajo en áreas específicas. Me gusta más cuando se combinan dos o tres días de *crossfit* y tres días de pesas en el gimnasio.

86. **P.** @elisapeb84: ¿Un sustituto del vinagre de manzana?

R. Los beneficios específicos que tiene el vinagre de manzana no los aportan otros vinagres, pero en general todos son buenos. El blanco regular, balsámico, de vino, cualquier vinagre, todos son bajísimos en calorías, contienen ácido acético que ayuda a bajar los niveles de glucosa en sangre.

87. **P.** @jeanettefaria: ¿Si sufro de la tiroide (tengo 20 kilos de más), cuáles alimentos recomiendas comer y cuáles eliminar?

R. Elimina los alimentos procesados, el azúcar, las harinas refinadas. Incrementa las proteínas, las algas marinas (nori, wakame, suplementos como espirulina) que contienen una buena dosis de yodo y pueden ayudar. Consume muchos vegetales y algo de grasas buenas. Lo más importante es que te revises con tu doctor, que estés muy pendiente del medicamento que consumes y que la dosis que estés tomando sea la efectiva. Generalmente la dosis cambia cada cierto tiempo.

88. **P.** @mischelle_lauretta: ¿Los planes de sentadillas de un mes se realizan sin peso? ¿Este plan sube de 5 en 5 por día y comienza con 50? Quiero definir, ¿lo recomiendas?

R. No los recomiendo. Para mí lo mejor es entrenar piernas dos veces a la semana. En las rutinas, incluye siempre diferentes variaciones de sentadillas, haz unas libres con la barra, en la máquina, con mancuernas e incorpora saltos en los descansos, con las piernas cerradas, con las piernas más abiertas que el ancho de tus hombros, con las puntas de los pies ligeramente hacia afuera y bajando un poco más de 90°. Y recuerda utilizar peso, así es más efectivo. Para regenerarse y volverse más fuertes los músculos necesitan por lo menos 48 o 72 horas de descanso. Recuerda que una buena dieta y una rutina de cardiovascular ayuda a perder grasa poco a poco y así el músculo se ve más definido y tonificado.

89. **P.** @danidmp: Tengo 16 años y quiero comenzar a ir al gimnasio. ¿Cuáles ejercicios recomiendas para alguien de mi edad?

R. Puedes comenzar con circuitos, trabajando todo el cuerpo, un ejercicio tras otro. Haz poco peso y repeticiones de 15 a 20. Pero debes trabajar bajo la supervisión de un buen entrenador, no puedes ir solo e inventar.

90. **P.** @hazel_boyascky: ¿Los abdominales deben hacerse antes de cualquier ejercicio? ¿Cuántos días a la semana se pueden entrenar?

R. Puedes hacer abdominales antes o después de entrenar. Yo muchas veces lo hago antes porque sé que luego estoy muy cansada y me da fastidio. Los abdominales son como cualquier músculo, que necesitan algo de descanso, no hagas todos los días, tres veces a la semana es suficiente. Calidad sobre cantidad. Y recuerda que el abdomen se hace en la cocina, es decir, la grasa se pierde con dieta y ejercicio cardiovascular. Hacer mil abdominales no va a hacer

que la barriga baje. Este tipo de ejercicio fortalece el músculo que puede estar escondido debajo de la capa de grasa y si no comes saludablemente ni haces suficiente cardiovascular para quemar calorías, no obtendrás resultados.

91. **P.** @mrsgasulla: ¿Qué clase de jugos le das a tu hija? ¿Cómo prepararlos para que sean saludables?

R. A ella le encanta el jugo natural de manzana. También le hago licuados con fresas, papaya o melón, pero procuro que consuma más fruta entera que en jugo. Me aseguro de que tome suficiente agua durante el día y si quiere jugo generalmente se los doy en la merienda o en el desayuno. Y las frutas se las doy a cualquier hora, le encantan. No le doy jugos procesados, que son pura agua con azúcar y sabor a fruta, pues no son nada saludables. En el caso de los niños, la premisa de que lo natural siempre es mejor es aún más cierta.

92. **P.** @Yudiebtl: ¿Si hago pesas me pongo grande? Quiero rebajar y verme tonificada.

R. Lo que pone grande es el exceso de calorías y la ausencia de ejercicio cardiovascular. Para generar una hipertrofia y que el músculo crezca debes entrenar tan pesado que solo puedas hacer 10 repeticiones, no hacer cardiovascular y comer muchas calorías. Si entrenas pasado pero llevas una dieta de pérdida de grasa, baja en carbohidratos y alta en proteínas, y haces cardiovascular cinco días a la semana, vas a perder grasa, verte tonificada y definida, y vas a tener el metabolismo acelerado. Entrenar pesado cuando buscas perder grasa protege la masa muscular que muchas veces se desgasta en este tipo de regímenes. Levanta un peso que te rete y que te permita completar de 15 a 20 repeticiones con esfuerzo.

93. **P. @Deborelieska:** Estoy entrenando intenso, comiendo sano, haciendo cardio y la báscula se mueve muy poco, ¿por qué?

R. ¡Entonces vas por buen camino! Aunque un kilo de músculo y un kilo de grasa pesa un kilo, su densidad es diferente. El kilo de grasa ocupa el doble de espacio, por esa razón quizás pierdes grasa, aumentas un poco masa muscular y en la báscula no se ve reflejado el cambio pero en tu ropa y medidas sí. No te obsesiones con el peso. Yo me peso al año solo 3 veces. Psicológicamente, aunque no quieras, el tema del peso te afecta el peso, así que no te detengas en esos números. Guíate por cómo te ves en el espejo, tómate fotos semanales, conéctate con tu cuerpo. La mayoría de las veces el número de la báscula no refleja tu progreso y tu esfuerzo.

94. **P. @CarlosSun:** El licuado de proteína es muy caro, ¿si no lo tomo no me voy a ver *fit*?

R. ¡Claro que te verás *fit* sin él! El licuado de proteína es una especie de muleta, un accesorio que te ayuda y te hace todo más fácil. Tiene sus beneficios, pero si no puedes comprarlo hay otras maneras de cubrir tus requerimientos de proteína. El pollo, los huevos, el pescado, cortes de carne de res magra, todas son fuentes de proteína que te ayudarán a estar en forma, acelerar el metabolismo y proteger la masa muscular. La *whey protein* no es imprescindible.

95. **P. @lalitapetu:** ¿La cena engorda?

R. ¡No! Lo que engorda es un exceso de calorías y una mala elección de alimentos. No te saltes ninguna comida porque tornas el metabolismo más lento. El truco con la cena es comer proteína y vegetales, incluso algo de grasa, como una cucharada de aceite de oliva o 100 g de aguacate. Una cena más ligera sí es algo necesario. En la noche la sensibilidad a la insulina es baja, estarás sedentaria, por esto a la mayoría de las personas (hay excepciones) que hacen una cena alta en carbos se estancan o aumentan. También debes cuidar cenar al menos dos horas antes de dormir.

96. **P. @lucelyStan:** ¿El pan pita o árabe es mejor que el pan blanco de sándwich?

R. Son la misma cosa, al igual que las galletas saladas. Lo que engorda de estos alimentos es la harina refinada, no su forma y su textura. El pan pita integral es el que recomiendo, porque contiene fibra, que es como un policía del azúcar. Para el cuerpo es lo mismo una cucharada de harina que una de azúcar, tienen el mismo efecto: elevan en gran medida la glucosa en sangre por lo que hacen que segreguemos mayor cantidad de insulina, evitan la pérdida de grasa y estimulan su acumulación.

97. **P. @Esthermelo:** Estoy muy delgado y no aumento, ¿qué puedo hacer?

R. Aumentar a veces es más difícil que rebajar. Quienes son ectomorfos (personas delgadas a quienes les cuesta aumentar y tiene un metabolismo demasiado acelerado) deben evitar en lo posible el ejercicio cardiovascular y enfocarse más en entrenar pesado, ejercicios compuestos como sentadillas, peso muerto, prensa, flexiones, press con barra (pecho), dominadas, ejercicios que involucren todo el cuerpo y con el que levanten un peso que no permita llegar a más de 10-12 repeticiones. Lo ideal es hacer 7 comidas al día, con proteína carbohidrato y grasa, pues se necesita excedente calórico.

98. P. @Estandoalegre: ¿Si quiero rebajar debo alejarme por completo de las hamburguesas, las pizzas y todo lo que me gusta que sea calórico?

R. En la mayoría de tus días, por supuesto, pero una vez a la semana en una comida puedes permitirte un gusto con todos los hierros. Esto va acelerar tu metabolismo, elevar los niveles de leptina (hormona que controla el apetito y acelera el metabolismo). Con esa comida trampa regulas las hormonas tiroideas, que tienden a bajar cuando haces dietas por mucho tiempo. El cuerpo se acostumbra a todo, cuando de pronto le metes una comida que él no esperaba acelera su marcha para poder quemarla. El truco está en que seas sincero y que estés comiendo muy bien el resto de los días y que estés haciendo ejercicios. Si no te portaste muy bien en la semana, no hagas comida trampa. Debes ganarte esa comida. Cuando buscas mantenerte puedes hacer dos semanales.

99. P. @GalindoSu: ¿Qué hago para controlar el apetito?

R. Primero quítate de la cabeza que hay una pastilla para eso. Modifica tus hábitos, come cada tres horas y así controlas la grelina, hormona que se segrega cada cuatro horas y que estimula el apetito y torna al metabolismo más lento. Incluye proteína en cada comida porque el cuerpo tarda en digerirla y esto controlará tu apetito. Incluye fibra en tus comidas y toma suficiente agua. Entrena tu mente, porque cuando sigues un plan de pérdida de grasa siempre te va a dar apetito y es normal, es la forma que tiene el cuerpo de decirte que no le estás dando suficiente calorías (déficit necesario para rebajar), en este momento él recurre a las reservas de grasa. La gente con un metabolismo acelerado tiene hambre más a menudo porque el cuerpo utiliza con mayor eficiencia los nutrientes. Aprende a diferenciar hambre de apetito. El apetito es mental y cuando aparece dan ganas de comer cosas pocos saludables como el azúcar y la grasa. El hambre en cambio es un asunto fisiológico; cualquier cosa te provoca, incluso una ensalada con pollo.

100. P. @tiralacuerda: ¿Hago todo bien y aun así no rebajo?

R. Analiza tus patrones, lleva un diario de alimentos, no piques, no creas que porque lo haces a escondidas no cuenta. Cambia tu rutina cada 6 semanas, intensifica el entrenamiento y cardio. Ahora, si realmente todo está en orden y no ves resultados visita a un doctor, a un endocrinólogo, quizás algo este mal con tus hormonas, y ellas regulan absolutamente todo. Si tienes un problema con la tiroides, resistencia a la insulina, cortisol elevado, la testosterona baja en el caso de los hombres, no vas a ver mayores resultados. Asegúrate de que todo esté en orden.

saschafitness ✓ [SEGUIR]

Sascha Barboza Fitness & Nutrition Coach, Autora👙🍩- Mamá de Avril❤
Productos💪📷: saschaproducts@gmail.com Management:
infosascha@alegriacorp.com
www.amazon.com/gp/offer-listing/B00GQDC166?condition=any

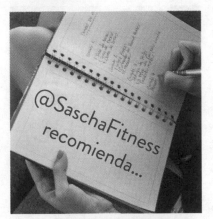

@SaschaFitness recomienda...

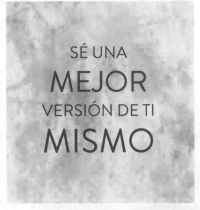

SÉ UNA
MEJOR
VERSIÓN DE TI
MISMO

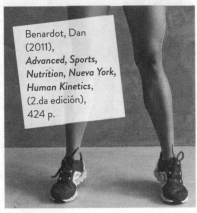

Benardot, Dan
(2011),
*Advanced, Sports,
Nutrition, Nueva York,
Human Kinetics,*
(2.da edición),
424 p.

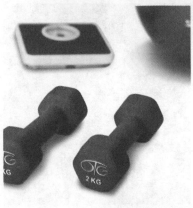

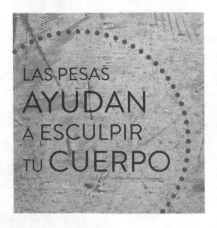

LAS PESAS
AYUDAN
A ESCULPIR
TU **CUERPO**

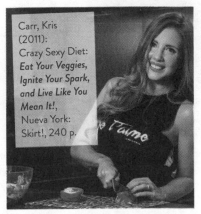

Carr, Kris
(2011):
Crazy Sexy Diet:
*Eat Your Veggies,
Ignite Your Spark,
and Live Like You
Mean It!,*
Nueva York:
Skirt!, 240 p.

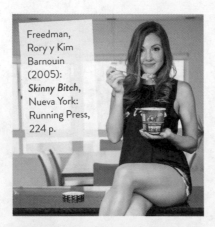

Freedman, Rory y Kim Barnouin (2005): *Skinny Bitch*, Nueva York: Running Press, 224 p.

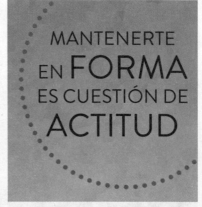

MANTENERTE EN **FORMA** ES CUESTIÓN DE **ACTITUD**

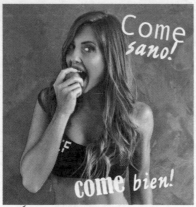

Come sano!

come bien!

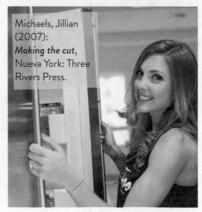

Michaels, Jillian (2007): *Making the cut*, Nueva York: Three Rivers Press.

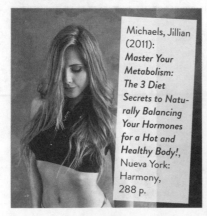

Michaels, Jillian (2011): *Master Your Metabolism: The 3 Diet Secrets to Naturally Balancing Your Hormones for a Hot and Healthy Body!*, Nueva York: Harmony, 288 p.

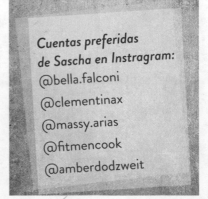

Cuentas preferidas de Sascha en Instragram:
@bella.falconi
@clementinax
@massy.arias
@fitmencook
@amberdodzweit